祛除寒湿一身轻

辨证施治除寒湿，身轻体健悦容颜

辨证施治，将身体从寒湿毒的压迫中解放出来

樊红雨/编著

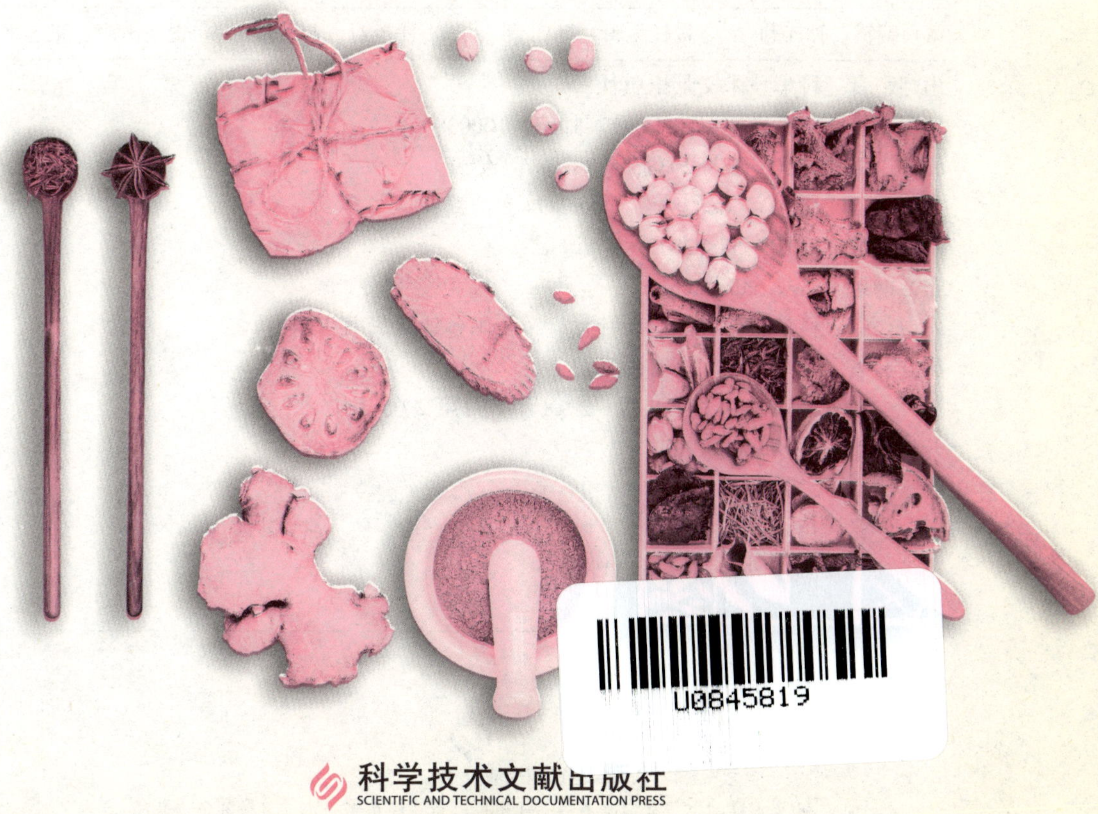

科学技术文献出版社
SCIENTIFIC AND TECHNICAL DOCUMENTATION PRESS
·北京·

图书在版编目（CIP）数据

除寒祛湿一身轻/樊红雨编著.—北京：科学技术文献出版社，2016.10
ISBN 978-7-5189-1989-5

Ⅰ.①除… Ⅱ.①樊… Ⅲ.①祛寒②祛湿（中医） Ⅳ.①R243②R256

中国版本图书馆 CIP 数据核字（2016）第 234156 号

除寒祛湿一身轻

策划编辑：孙江莉　责任编辑：孙江莉　责任校对：赵　瑗　责任出版：张志平

出 版 者　科学技术文献出版社
地　　址　北京市复兴路 15 号　邮编　100038
编 务 部　（010）58882938，58882087（传真）
发 行 部　（010）58882868，58882874（传真）
邮 购 部　（010）58882873
官方网址　www. stdp. com. cn
发 行 者　科学技术文献出版社发行　全国各地新华书店经销
印 刷 者　北京建泰印刷有限公司
版　　次　2018 年 1 月第 2 版　2018 年 8 月第 2 次印刷
开　　本　710×1000　1/16
字　　数　220 千
印　　张　18
书　　号　ISBN 978-7-5189-1989-5
定　　价　28.00 元

FOREWORD 前言

在中医的病理中，有五邪，风、寒、湿、燥、热（火），这五邪使人体的脏腑阴阳气血失调，引发各种疾病。可以说，这五邪是人体疾病的源头所在，是人体健康的障碍。在这五邪里，寒和湿是我们现在生活中最常见、最易发、也最棘手的，几乎生活中所有的常见病和多发病都与寒和湿有关。我们平时最关注的亚健康、美容、抗衰老等问题也都与寒和湿息息相关。所以说，在现代生活中，除寒祛湿是我们亟须注意和解决的问题。只有除寒祛湿，才能身轻体健；只有除寒祛湿，才能养颜润肤；只有除寒祛湿，才能永葆青春活力。

俗话说，“万恶淫为首，百病寒为先”。现代社会里，寒是最多见的。为什么呢？这是由我们现在的生活、工作现状导致的。人们越来越追求时尚的同时，却忘了穿衣最基本的作用是为了保暖，导致受寒而不自知；夏天经常喝冷饮，吹空调等，没想到你在舒舒服服的时候，寒气却悄然而入；上班族经常久坐、加班熬夜，寒气也乘虚而入……

我们说，寒为百病之源。寒气是一种阴邪，它最容易损伤人的阳气。人正是依靠着这股阳气的推动和温煦、蒸腾与生发功能，才得以让体内的血液流动和运行全身，营养脏腑经络、四肢百骸、肌肉皮毛。当寒气入体，则气血不畅，全身得不到滋养；寒气进体，则经络不通，不通则痛；寒气进体，则脏腑失调，各种与脾胃、心肾、肝脏、肺等相关的疾病就会上身……

我们再说湿。湿与寒不同，它是有形之邪，是实实在在的东西，会阻挡气在身体内的运行，从而致使脾失健运，不能行其津液而湿从内生。因脾气虚不能运化水湿，水湿留于皮肤则发为水肿；留于肠间则生泄泻，停于胃中则消化不良而纳呆、胸脘痞满、恶心呕吐；

留于胸膈则成痰饮；流于下焦则足附浮肿，大便溏泄、淋浊，妇女多见带下。

有古话说“千寒易除，一湿难去”。因为湿性黏浊，又易与其他外邪勾结，所以是外邪伤身的重要一邪。湿与寒“勾结”，则为寒湿；湿与热，则为湿热……总之，湿是诸多疾病的直接或间接促成因素，涉及身体的十二经脉和全身四肢百骸。

我们这本书从病因、病症等方面详细解说，深入浅出，让你知其然，更知其所以然，从根源上了解问题，解决问题。在治疗、养生保健方面，我们从经络、中药方、药膳饮食、运动、习惯等各方面详细介绍，列举出简单有效、容易操作的方法，对症调养，深入调五脏，辨证调体质，药到病除。希望您摆脱亚健康，远离疑难杂症，越活越年轻，拥抱健康的自我。

编　者

CONTENTS 目录

上篇 除寒篇

CONTENTS 目录

C O N T E N T S 目录

下篇 祛湿篇

CONTENTS 目录

CONTENTS 目录

上篇

除寒篇

第一章 体寒是大忌，百病由此生

寒气重创免疫力，疾病从此找上你

有句话说："寒气是百病之源"，就是说，寒气是许多病的根子。日常生活中的许多疾病，都是由寒气引起的。这一点都不危言耸听，千年来，人们总结出来的理论，自有它的道理。

寒气是一种阴邪，它最容易损伤人的阳气。所谓阳气，就是人的生命之气，即中医所说的元气。喜欢武侠小说的人，一定会看到"元气大伤"这样的词吧，要知道，元气大伤对身体的损伤非常大。阳气是生命的能量之源。人正是依靠着这股阳气的推动和温煦、蒸腾与生发功能，才得以让体内的血液流动和运行全身，营养脏腑经络、四肢百骸、肌肉皮毛。正所谓"阳气在人在，阳气无人亡"。

当寒气损伤了阳气后，阳气就变得不足，其温煦的"柴草"和正常生理活动的"动力"就会不足，由此造成血液循环变慢，身体各项代谢机能减退，人体免疫力也会直线下降。

我们知道，人体免疫力低了，就会变得怕风怕冷，风一吹就打喷嚏，打寒战，一不小心就会感冒。当在寒冷的环境下久了，身体受到寒气的侵袭，发生各种疼痛症状，如头痛、脖子痛、肩背痛、心胸痛、胃痛、胁肋痛、腹痛、腰腿痛等。

除此之外，当有任何流行传染性疾病来临，最先“中招”的永远是免疫力低的人。因为疾病也是“欺软怕硬”，免疫力低的人对外界细菌和疾病的抵抗力低，最容易被攻破。

不仅外部疾病容易找上你，自己的身体也不会放过你。当寒气来袭，血液流动减慢，我们身体内部最重要的五脏六腑得不到滋养。相应的，消化系统、呼吸系统等各种系统都直接受到影响，各种类型的疾病，如消化不良、慢性支气管炎、肺气肿、过敏性鼻炎、慢性胃炎、消化性溃疡、慢性结肠炎、高血压、冠心病、脑梗死、脂肪肝、肿瘤等都会找上你。

在这种内外夹击的情况下，身体很容易被摧垮。所以，千万不要让寒气找上你。想要寒气远离你，或者缓解体寒，要从根源上采取措施和方法，就是补充体内的阳气。补充阳气，一是可以进行运动，如散步、慢跑，可以让全身的经络、气血、骨骼、肌肉动起来，有助于调节五脏六腑的功能，促进新陈代谢。二是适量食用有温补作用的食材，如羊肉、红枣、桂圆等，以补充阳气。

寒能使经络堵塞，不通则痛

中医将人体运行气血的通道称为经络。其中，纵行的干线称为经脉，经脉在全身各个部分的分支称为络脉，二者合称为经络。人体的各个部位及组织能够互相连接，就是依靠了经络的沟通和联结，才成为一个统一的整体。经络遍布人体全身，是人体气血运行的主要通道之一，为体内气血的流动提供了一个自然的路径，并稳定地将能量供应到身体的各个部位。

对于经络，中医有“通则不痛，痛则不通”的说法。意思是说，如果身体各部位经络气血畅通，就不会感到不舒服、疼痛；如果身体某些部位有了病灶，经络气血不通畅，就会有不舒服甚至疼痛的感觉。身体的经络好比一条水沟，要是水沟堵塞了，久而久之，不免要发臭。因此，水沟要经常疏通。同样的道理，身体的经络如果疏通了，人才不会生病。

在正常的机体中，气血在经络中周流不息，循序运行，人很少会生病。但是，当寒邪侵袭时，人体或局部气血就会瘀阻，中医里叫做“寒凝血滞”。寒凝血滞必将使经络堵塞，经络堵塞则会出现肿胀疼痛等症状和一系列的功能障碍。

中医中所讲到的“通则身轻体健，塞则百病丛生”强调的就是经络的畅通性会影响人体的健康。因此，为了使身体各部位的气血供应充足，维持基本的生理功能，就必须采用方法促进经络的畅通，保证身体的健康。

那么，应该如何打通经络呢？最简单、最安全、最绿色并且最省钱的办法，就是通过推拿、拔罐、刮痧等方法来解决，当然也可以在掌握经络分布的情况下自己做，但是涉及后背的部位，就需要通过别人的帮助来完成了。这三种方法也是传统中医常用的畅通经络的方法。其中，拔罐疗法可以疏通经络、祛除瘀滞、行气活血；传统刮痧疗法则能迅速打通瘀堵经脉，宣通气血，舒筋活络，改善循环等。无论是哪种调养方法，都是从以下两点着眼的：一是活动筋骨，使气血周流，经络畅通；二是开通任督二脉，促使真气运行，这样就可以畅通经络了。

寒气进体，吃什么东西都没味

当我们不小心受到风寒时，往往会发热，感冒，发烧，这个期间，吃什么东西都没味。大多数人会以为，这是因为生病了，不舒服，自然就没食欲了。从中医的角度来讲，吃什么东西都没味的根源可能在于寒气。

当外受风寒，阴冷侵袭时，风寒之邪由表及里传之于脾，脾阳受损，胃火不振。也就是我们说的脾胃虚寒。而舌头是我们脾胃的窗口，当我们脾胃出现小状况，舌头是最先反映问题的。

我们身体健康的时候，吃东西能品尝出酸、甜、苦、辣等味道，这是因为舌头上有味蕾，它是味觉的感受器。正常成年人约有一万多个味蕾，绝大多数分布在舌乳头上，口腔的腭、咽等部位也有少量的味蕾。人吃东西时，通过咀嚼及舌、唾液的搅拌，味蕾受到不同味物质的刺激，将信息由味神经传送到大脑味觉中枢，便产生味觉，品尝出饭菜的滋味。

而当脾胃受到风寒的侵袭，直接影响到舌头，出现舌苔白腻、大便溏泄、舌苔厚，就会使舌头的味觉感受不灵敏，感觉不到食物的味道，也就吃什么东西都没味了。

有的人不了解其中的理论根源，觉得口中无味，就想吃些过酸、过辣等刺激性的食物，觉得这样就能有味了。殊不知，这样刺激、容易让人“上火”的食物，反而会增加身体的负担，加重病情。另外，经常吃过于刺激性的食物，也会伤害舌头上的味蕾，让舌头对食物的感觉能力减退。

当你感觉口中无味的时候，不妨多吃含有多种维生素和微量元素的食物，这有保护舌乳头味蕾的作用。另外，每日口服维生素C也可刺激舌乳头味蕾。再有，每天做口腔运动，叩齿咽津，强身健齿，可促进唾液分泌，延缓舌乳头味蕾老化。

体内有寒气，面色无华，容易老

都说“一白遮九丑”，人，尤其是女人是多么追求有白皙的皮肤。但是，女人要美，仅仅有白皙皮肤还是远远不够的。常常看到很多女性，天生的白皙皮肤，但看起来却不觉得漂亮，被人们说成是“面无血色”。所以，女人的皮肤不仅要白，还要白得健康，白得有光，白得有血色，这样才更美丽。

女性面色发白的原因在于体内寒气太盛。为什么这么说呢？我们可以从以下几个方面来讲。

（1）前面我们讲过，寒气盛，则阳气不足，也就是中医里说的阳虚。阳气不足，其推动和温煦、蒸腾与生发功能就不足，体内的血液不能流动和运行全身，进而不能营养脏腑经络、四肢百骸、肌肉皮毛。这样，就会出现面色无光，倦怠无力，少气懒言，形寒肢冷等症状。在治疗时应温补阳气，可以用中药方右归饮。

右归饮是源自《景岳全书》里的一个方子，具体是：熟地黄18克，淮山药、枸杞子、杜仲各12克，制附片（先煎）9克，山萸肉6克，炙甘草、肉桂各5克。以水煎服。方子用附子、肉桂温肾助阳，熟地黄、山萸肉、枸杞子、杜仲、淮山药滋阴补肾。有温补肾阳之功效。对阳衰阴盛、腰痛、早泄、阳痿、遗尿等有很好的治疗作用。

（2）寒气太盛，也会伤及脾胃，脾胃生化不足，则导致血虚。

表现为面色淡白、形体消瘦、头晕目眩、心悸失眠、手足发麻等。治疗时应以补血为主，药方宜选我们常说的四物汤。

四物汤源自《太平惠民和剂局方》，是一首养血活血之方，被誉为“妇科第一方”，是补血方剂之首。方子是用熟地黄、白芍各12克，当归10克，川芎8克，以水煎服。四物汤具有非常好的补血活血调经的作用，是保护女人的救星。

（3）中医里讲，寒主收引，寒气入体，则经脉凝滞，影响气血运行，也就是阴寒内盛，会出现面色苍白，腹痛强烈，恶寒喜暖，口淡不渴，尿清便溏等症状。对于阴寒内盛引起的面色发白，治疗时应以温中散寒为主，药方可以用附子理中汤。

附子理中汤，是用炮附子6克，炮干姜、炒山术、人参、炙甘草各7.5克，以水煎。空腹温服。有温中祛寒、健脾止泻的功效，可以治脾胃虚寒、饮食不化、四肢厥冷、肠鸣腹痛、泻下清稀，或夹有不消化饮食等。

可见，面色发白、无华的根源在于体内寒气太盛。体内有寒气，血、气则无法正常运行，肌肤得不到滋养，就会看起来无光、无血色。长期得不到治疗，就会容易变老。

寒气易与其他病症结合，让你“雪上加霜”

有的人觉得寒气不算什么，自己的火力旺，最不幸可能也就是来场感冒，到时喝点姜糖水，拿被子捂一捂，发发汗，一觉之后自然身轻体柔，什么病都没有了。因为，很多人不注重保暖，尤其是女孩子，为了漂亮，大冬天也穿得很少。平时受到一些寒气，有一些小病小灾的，可能很快就过去了。但是，当寒气与其他病症结合，你的身体就可能扛不住了。

寒气是最容易与其他病症结合，从而加重病情，让你的身体“雪上加霜”。

拿一个生活中最简单的例子来说，很多人有风湿和类风湿性疾病，如肌肉、关节疼痛不适，一旦受寒，则会又肿又痛。这是因为寒气和湿邪结合起来，形成寒湿。这样病情加重，不仅容易反复发作，加重痛苦，治疗时也更麻烦，既要除湿，又要驱寒。

寒和瘀也很容易结合起来。这是因为寒气会引起气血的瘀滞，形成瘀血。这就使许多心脑血管疾病，比如冠心病和中风，在加重患者痛苦的同时，也会变得复杂、难治。这些病情有了寒和瘀的双重特征，不仅要活血化瘀，还要祛除寒气，并且只能暂时缓解症状，而不能从根本上解决问题。

那些平时身体健康，没有什么病症的人也要注意防寒保暖。中医讲，寒气久郁在里，也可能化热。很多人可能感觉身体很健康，就是表面上有点上火，比如口腔溃疡、痤疮，但实际上却是冰凉怕冷，喜欢暖和。这是寒气在体内久了，化为热，从而引起表面的“上火”。有些医生可能也会被假象迷惑，用清热泻火的方法来治疗这些“上火”症状，这反而会越治越重。

不管你是否有疾病，还是身体健康，一定要注重保暖防寒。日常生活中要注意的有以下几点：一是要注意根据天气变化增减衣物，不要为了美而少穿，要知道，有的时候真的是美丽“冻”人；二要注意饮食，口是饮食进入的第一关，冰冷的饮料、寒凉的食物，都可以通过口把寒气带入胃部，带入身体，平时要少吃冰冷食物，多吃温补食物；三是要多注意运动锻炼，增强身体对寒气的抵抗力。

排寒先辨寒，问问自己“冷不冷”

我们的身体状况如何，阳气是不是虚，体内是否有寒气，最佳的方法就是问问自己“冷不冷”。实际上，我们在医院看病的时候，也通常被医生这样问过。简单的冷热判断，对于判断自己是否有寒气至关重要。中医认为，阳盛则热，阴盛则寒，阴虚则热，阳虚则寒，身体表面上的冷热，恰恰反映了体内阴阳盛衰的状况。

人体之所以怕冷有两类原因：一类是阳气亏虚，体内“燃料”不足，温煦机体的热度不够，这就是“阳虚则寒”；另外一类是外来阴寒之气入侵，损伤了人体的阳气，导致怕冷，这就是“阴盛则寒”。总之，只要感觉怕冷，就表明阳虚有寒气。

《黄帝内经·素问·生气通天论》中指出：“阳气者，精则养神，柔则养筋。”这句话的意思是说当人的阳气充足时，就会精神焕发，而且阳气的温煦能够使人的关节、筋脉柔韧有度；阳气不足时，人除了会感觉怕冷之外，还会出现精神不振、意志消沉的现象，同时也容易引起关节僵硬、疼痛等症状。当然，体内各个脏腑阳气不足，也分别会出现不同的症状。

● 心阳虚

心阳虚是指心阳不足，心阳气的温煦功能失调的现象。心阳不足，则心脏失去濡养，易出现精神疲乏、心悸心慌、心胸憋闷、气短、心口发凉或者心痛等症，并且失眠多梦。心脉运血无力、血行不畅，所以面部呈白、唇舌呈青紫、手脚冰冷。

● 脾阳虚

脾阳虚又称脾虚寒，是指脾阳虚衰，阴寒内生，阳气失于温运的现象。脾阳虚衰，则运化功能失调，易出现食少不消化、恶心呃逆、嗳气泛酸、腹胀腹痛、肢体水肿、大便稀溏的现象。又因阳虚阴盛，体内寒气凝滞，所以喜欢吃热的食物。

● 肾阳虚

肾阳虚是指由于肾气虚衰，肾阳气的温煦、气化作用得不到正常发挥的现象。主要表现为：腰膝酸软冷痛、畏寒肢冷，尤其以下肢为重；精神委靡不振，面部呈白或发黑、发暗；小便较多，并且经常泄泻。

● 肝阳虚

肝阳虚是指肝气不足，肝阳气疏泄无力的现象。经常会出现头晕目眩、两胁隐痛、情绪抑郁、多疑善虑、月经不调、腰腹疼痛、脾气急躁、筋脉挛缩，手脚、关节不灵活等现象。

● 肺阳虚

肺阳虚是指肺气失宣，肺阳气温养功能失调的现象，主要表现为身体畏寒、口不渴、易感冒、面色淡白、呼吸短浅微弱、精神涣散。此外，经常咳吐涎沫，量多而清稀，容易自汗，背部易寒冷，小便多。

综上所述，阳虚体质者以阳气不足、喜热怕冷为总体特征，因此，饮食应以补温助火为主，同时注意养阴，以保持体内阴阳平衡。对于阳虚的患者，程度轻的可经常喝一点生姜红糖汤，或者服用补气血的药膳，也可以排出寒气。严重的，就要用中药汤剂来进行调理了。

第二章 快速诊断，让寒症无处遁形

舌象透露出来的寒象

舌诊是中医望诊中的主要指标，是一种独特的诊断方法，是辨证论治的重要依据之一，是望、闻、问、切中的重点。

舌象是由舌质（又称舌体）和舌苔两部分的色泽、形态所构成的形象。舌象是反映体内变化非常灵敏的标尺，也是反映内脏变化的“镜子”。正常舌象为淡红舌，薄白苔。我们利用舌诊可以判断疾病的性质，病情变化，遣方用药，评价疗效等。下面为你讲解如何通过舌象来判断寒象。

对镜观察自己的舌头，若舌多淡白，舌苔湿润或水滑，则属寒证。这是一个比较笼统的判断。想要更多了解寒证病情，则要详细观察。

我们可以通过舌头辨别病位浅深。寒证的病危深浅主要通过舌苔来判断：舌苔薄、白、浮、滑，多为疾病初起，邪气尚浅，病位在表；苔厚则属病邪入里，邪气较重，病位较深。如果舌苔由白转黄，再变灰黑，是病邪由表入里，由轻变重，由寒化热。通过舌象也可以推断病情的进退。

一降温就手脚冰冷，原来是体内有寒气

有的人说自己没人疼，一降温就手脚冰凉，而且在寒冷的冬天，这些人就会感觉全身发冷，手脚尤其冰凉得受不了。手凉脚凉没人疼，是老辈人爱说的话，实际上，这是亚健康的一个信号。

从西医角度上来讲，手脚冰冷一般多和人体心脏血管的血液循环有很大关系。由于血液是由心脏发出，携带氧气流经到全身各部位经过一系列的生理活动后才能产生热能，手脚才会温暖。一旦心血管系统的功能出现障碍，就会影响血液的运行输送，从而造成手脚冰冷的情形。从中医的观点来看，手脚容易冰冷、麻木，多是属于气血不足。中医将这种情况视为“阳虚”，也就是俗称的“冷底”或是“寒底”。体内有寒气，导致阳气不足，出现气虚、血虚的情况，从而出现血液运行不畅、血液量不足。这虽不属于疾病，却导致人体免疫力下降，容易引起疾病的产生与发展。

想要克服手脚冰冷的情况，平时要多注意调理养护身体。

（1）要注意多吃含烟碱酸的食物。烟碱酸对于稳定神经系统和循环系统很有帮助，也可防治紧张性腹泻、皮肤炎等疾病，更可扩张末梢血管，改善手脚冰冷的状况，提高全身体温。一般来说，动物肝脏、蛋、牛奶、奶酪、糙米、全麦制品、芝麻、香菇、花生中，烟碱酸的含量都很丰富。

（2）常吃温补食物。如人参茶、姜母鸭、桂圆茶、黑芝麻等，冬天食用不仅可以温暖身体，还可以达到补虚作用，手脚也能不再冰冷。

（3）不要饿过头。不要偏食、过度减肥，让身体储存些适量的脂肪，可帮助维持体温。如果预先知道今天会因工作忙碌，无法按时吃饭，可先准备些饼干、面包，或是人参茶等适时地补充热量。

（4）辣椒、胡椒、芥末、大蒜、青葱、咖喱等辛香料，有助于促进血液循环。在日常生活中的饮食里适量加入或搭配这些辛香料能够在一定程度上改善血液循环。例如吃炒面、炒米粉时加点辣椒酱，喝汤时多加些胡椒粉，吃水饺时配碗酸辣汤，无形中就吃进好多辛香料，为身体补充能量。

关节疾病，多是“寒邪”在作怪

老一辈的人，很多都会有关节方面的疾病，如关节炎、关节肿痛、关节化脓、关节血瘀等。那时候的生活条件没那么好，吃不饱，穿不暖，加上经常在外面劳动，很容易受寒，慢慢累积下来，年纪大了，越发感受到病痛的折磨。

说起关节方面的疾病，主要是由于关节内瘀物存留而发生的。中医里讲的“不通则痛”就是这个道理。

从中医理论上讲，关节、四肢病多属寒。寒是六淫病邪之一。《素问·痹论》中说：“痛者，寒气多也，有寒故痛也。”寒气侵入人体，会阻碍气血活动，出现血瘀。血瘀之处，变为病患发生之处。关节为最容易出现疼痛之处，也就形成了关节方面的疾病。

寒还容易与风、湿相合为病，也就是中医里讲的“寒风”“寒湿”之症。

我们先说“寒湿”：寒为阴邪，湿为阴邪，寒邪使气血阻滞不通，湿邪则黏腻滞留不移，如果寒、湿两邪相合，可致肌肤疼痛，关节挛痹，并有痛处固定，病程缠绵的特点。

“寒风”就是寒与风结为患的病症。寒乃阴邪，侵入人体则滞留于经络、关节、肌肉之间，致使脉络收缩，筋骨拘急，气血流行受阻，故可发生痛病。《素问·举痛论》里说：“寒气入经而稽迟，故卒然而痛”。风乃阳邪，是外感疾病的先导，若是二邪合并为患，则肢身疼痛不休，固定而游走加重矣。

不管是寒湿，还是寒风导致的关节型疾病，由于病情复杂，治疗起来都比较棘手。这也是为什么很多关节方面的疾病来回反复，很难从根上治愈的原因。

很多有关节疾病的人在天冷时都很注意保暖，尤其是对关节之处的防护。这是非常必要的，否则，一不注意，关节旧病复发，受疼痛的只能是自己。不过，保暖也仅仅只是从表面来做防护措施，实际并没有完全治愈疾病。

这里告诉大家一种“冬病夏治”的理论，这个理论不仅对于关节疾病有效，对于其他冬天性疾病，如冻疮、哮喘、支气管炎等也同样试用。“冬病夏治”，意思是在冬天天冷的时候落下的病，要夏天来治疗。这是为什么呢？因为冬病患者本身体质就偏于虚寒，再加上冬天环境也是寒冰一片，两寒夹击，便毫无解冻的可能。所以在冬天治寒症，就像是雨天里晾衣服，是很困难的。然而在盛夏之际，外界是暑热骄阳，里面是心火正盛，这时积寒躲在后背的膀胱经和关节处，最易被赶出来。所以说，关节这种冬天的疾病，在夏天是最佳的治疗时机。在治疗方法上，可以采用贴敷、针灸、艾灸、拔罐等中医手法来治疗，这些中医手法对于治疗关节疾病有很好的疗效，虽然治疗时间长，但坚持下去，一定有疗效。

明明没吃很多却很胖，可能是寒邪惹的祸

现代社会，人们以瘦为美，这让一些胖的人非常困扰，漂亮的衣服穿不进去，出门的时候还会被人嫌弃。肥胖是人人都不愿有的体型，它不仅影响美观，还会影响健康。但是，有的胖人明明和别人吃的一样多，甚至比别人吃的还少，长肉的速度就是比别人快，甚至有人夸张地说："喝凉水也长肉"。这样的情况，可能与体寒有很大关系呢。

中医讲究气血循环要畅通，代谢才能正常。而体寒的人，阳气不足，血液循环不好，新陈代谢自然缓慢。这样，身体所消耗的热量就相应得减少，自然，尽管并没有吃很多，但摄入的能量化为脂肪，没有被消耗掉，人也就很容易长胖了。

另外，外寒也是导致肥胖的一个重要原因。我们可以这样想像地理解，就好比冬天来了，河水流速会减慢，甚至结冰。当人受寒，寒气侵入身体，血液就会流通缓慢，会积淀下来，形成瘀滞，这就是中医讲的寒凝血滞。血流缓慢就会造成瘀血的堆积，血液不畅，新陈代谢减慢，造成废物在体内堆积，就形成了肥胖。

针对外寒，容易胖的人平时就要多注意保暖，天气凉了记得增加衣服。必要的时候可以采取些方式，让身体尽快暖起来。如热水浴。热水浴可以尽快消除身体局部的僵硬，促进经脉的循环畅通。晚间沐浴有助于在睡眠中消除脂肪。

本身体寒的人日常要多从饮食上注意改善体质，多吃驱寒暖身食物，如红糖、生姜、桂圆等，让身体重回温暖怀抱，这样，你就能更快拥有苗条的身段了。

动不动就胀气，要从“寒”上找原因

胀气，每个人几乎都经历过。发生胀气的原因有很多：有的时候饮食习惯不好，吃东西时狼吞虎咽，或一边吃饭一边说话，如此空气会随之下肚，气体闷在肚子里就造成胀气；有的人鼻子过敏，习惯用嘴巴呼吸，容易把空气吸进消化道内，导致胀气；另外，吃了容易产气的食物，如红薯，也会引发胀气；某些肠胃方面的疾病，如肠易激综合征、胆结石、消化性溃疡、胃炎等会导致胀气；情绪紧张、肌肉紧绷，使得肠胃蠕动变慢，也会产生腹胀。

胀气若是偶然发生，不用紧张，让气体自然排完就好。但是，如果你动不动就胀气，就需要另外找下原因了。

发生胀气的原因以外感寒邪最为多见。当寒邪侵袭，由表及里，伤及脾胃，导致脾胃运化失健，腑气通降不利，邪气壅滞于内，发生胀气。长期受到寒邪侵袭的人，则会脾胃失和，脾阳不振。又由于寒从内生，则气血不能温阳脏腑，更容易发生胀气。

减轻胀气，可用穴位疗法增强消化功能。选用的穴位是腹部的“中脘穴”和“天枢穴”。中脘穴位于心窝到肚脐正中的1/2处。天枢穴位于肚脐旁开两寸。以手指点按上述两个穴位10秒，然后放松5秒，共按30下，使腹部觉得热感和胃肠蠕动，胀气慢慢排出。

经常胀气的人，日常还要从饮食、习惯等方面注意，以改善胀气。少量多餐，别吃太快。烹饪方式宜清淡，过度油腻会造成肠胃负担，加重胀气现象。饭后散步，热敷腹部，都可减轻腹胀症状。

会“生气”的食物不少，圆白菜、洋葱、青椒、甘薯、土豆、芋头、韭菜、辣椒、玉米、碳酸饮料、甜点等，为容易产气的食物，应少吃。会引发胀气的食物因人而异，有胀气困扰的人，应找出会使自己胀气的食物。如果要吃纤维素含量丰富的蔬菜，建议应适量渐进，不要突然大量食用。纤维素虽然能帮助肠胃蠕动，促进气体排出，但一次摄取过量纤维素，反而会被肠内细菌利用，而产生多量气体。不过，吃哪些食物和摄取多少量会造成胀气，则是因人而异。建议有胀气困扰的人，记录胀气当天饮食的种类、数量以及腹胀的状况，找出让自己胀气的食物，往后就知道该怎么预防胀气了。

总是不敢吃凉的，要小心胃寒

重养生的人平时很少吃凉的，哪怕是夏天，也是要吃温热食物，从来不吃冰激凌、冷饮等，这样有助于养胃养身。但是，有的人也是一年四季都喜欢吃温热的食物，却不是特意养生，是因为他们的身体不敢吃凉的东西，别人夏天都能痛痛快快地吃冰淇淋、喝冰镇饮料，而他们自己从来不敢，平时吃个苹果、梨子，都得拿热水烫一下才能吃。如果吃了凉的，则会感到胃部疼痛胀闷，这就是我们常说的胃寒。

人们常说“十人九胃病”，而十个胃病的人里面又有六七个都是胃寒症。表现就是胃疼连绵、不敢吃凉东西、精神状态比较差，做脑力劳动没精力，做体力劳动又没劲儿等等不适。

导致胃寒的原因主要有两种：一种是因为外受寒邪，而导致的脾胃阳虚，胃受寒；另一种是由于过食生冷寒凉等而致胃中寒凝积滞，用我们平时的话说就是“吃伤”了。所以说，胃寒的根源在于“寒”，同样也最怕寒。我们可以把人的胃比喻成拉车的马，胃寒的时候，就是小马拉大车，将就着还能走，真到上坡的时候就走不动了。就是说，胃寒的人平时喜欢吃温热的食物，这样能够缓解胃寒症状，胃部感觉舒服，负担小。而吃凉的食物，则会寒上加凉，如走上坡，胃“撑”不住，没“力气”了，就会“罢工”，出现胀痛、疼痛等症状。

得了胃寒，可以用下面的方子来治疗。

● 饭前空腹的时候

取50克高度白酒倒在碗里；给碗里打一个鸡蛋后，把酒点燃；等酒烧干了，鸡蛋也熟了；一次将鸡蛋吃完。轻者，一两次就会好，重者，三五次可以治愈。不过，要注意的是不能加任何调料。

● 生姜水冲鹌鹑蛋

这也是要重点介绍的方子。具体是：用生姜10克煮开水冲鹌鹑蛋3~5个，每天清晨空腹食用。每天坚持吃，不仅可以治胃寒，还可以保证您一天有充足的营养元素供给身体需要。

生姜水冲鹌鹑蛋治胃寒确实是非常好。中医讲，天为阳，地为阴。天上飞的东西，一般都性热。所以鸽子肉热，鹌鹑肉也热。用鹌鹑蛋治胃寒，一方面是因为它性热，另一方面是因为鹌鹑蛋的营养价值高。鹌鹑蛋被称为动物里的“小人参”，它里面的蛋白质、维生素、微量元素等都非常丰富。另外，胃寒的人身体大多比较虚弱，而鹌鹑蛋补虚的效果也非常好。

生姜也是热性的，有健脾开胃的作用。它里面的有效成分——姜烯，对胃液的分泌有兴奋和抑制的双向作用。有研究发现，生姜汁浸出液对创伤愈合有明显的促进作用，因此生姜有保护胃黏膜细胞的作用，是治消化道寒性溃疡的有效药物。

坐骨神经痛，那是身体在排寒气

坐骨神经痛是身体排除寒气时的症状之一。当肺排除寒气时，会使胆的功能受阻，当胆经受阻的情形严重时，就造成了胆经疼痛，也就是坐骨神经痛。由于疼痛是由肺热引起的，因此，按摩肺经可以疏解肺热，肺热消除了，胆经立即就不痛了。

肺经是人体非常重要的一条经脉，它起始于胃部，向下络于大肠，回过来沿着胃上走，穿过膈肌，属于肺脏。从肺系（气管、喉咙部）横出腋下，下行沿着臂内侧走在手少阴、手厥阴经之前，沿着臂内侧桡骨边缘（大拇指方向），进入寸口（腕部桡动脉搏动处，即中医把脉处），下至大鱼际部，沿边际出大拇指的末端。我们平常都可以多敲敲肺经，对身体排寒很有帮助。

此外，当坐骨神经痛发作时，可按摩肺经的尺泽穴，这时会感觉非常痛，压住正确的穴位后，停留一分钟可以立即止住疼痛。为减少发病的概率，平时可以经常按摩尺泽穴。每日睡前用热毛巾或布包的热盐热敷腰部或臀部，温度不可太高，以舒适为宜。

如果疼痛发生于季节变化时，由于春季肝的升发或夏季心火的旺盛，都会因为脏腑平衡的原因，造成肺热的症状，因此，保健时春天需先祛除肝热，夏天则先祛除心火，再祛除肝热，如果还不能祛除疼痛时，再按摩肺经卸除肺热。秋天时则直接按摩肺经，多数都能缓解疼痛。冬天肝气会由于肾气下降而相对上升，因此，必须先按摩肾经，再按摩肝经和肺经。

由于肺和胆的问题通常都不是短时间形成的，当发生胆经疼痛症状时，问题必定已经相当严重了。因此，不可能在短期内完全祛除疾病，必须先培养血气，血气能力达到相当充足的水平，人体才有能力逐渐祛除肺中的寒气。寒气祛除了，胆功能才能逐渐恢复。

此外，还要注意以下事项：工作时坐硬板凳，休息时睡硬板床。要劳逸结合，生活有规律，适当参加各种体育活动。运动后要注意保护腰部和腿部，内衣湿后要及时换洗，防止潮湿的衣服在身上被捂干。出汗后也不宜立即洗澡，待落汗后再洗，以防受凉。

第三章 寒从何处来，揪根求源除寒气

久坐不动，血流不畅而体寒

生命在于运动，然而，许多人因工作性质却避免不了久坐不动的现实。并且，随着科学技术的进步，越来越多的人长时间坐在办公室里，在电脑台前伏案写作、指挥运作，进行商务活动。出行的时候以车代步，到了工作单位只需走从停车场到办公室那短短的路程。一进办公室，人们又一屁股扎在椅子上，像一台高速运转的机器开动起来。有时忙得连去洗手间的时间都没有。回到家中，筋疲力尽地倒在沙发里看看电视以作消遣，有的稍作休息就屁股不离板凳继续在网上鏖战。这样算下来，人们一天坐的时间长达 10 多个小时。

很多医生都会说，久坐不动，危害多多，容易疾病缠身，这可不是危言耸听。久坐不动，从西医的理论来讲，最直接的影响就是血液循环不好。人的身体是否健康，主要由生理功能决定，而功能的正常与否，又和体内血液循环的状况密切相关。若人体血液循环通畅，身体各个器官才能得到充足的营养、能量，并将代谢物及时带走，保证人体正常运转，便不容易引发病变。若久坐不动，容易导致血液循环缓慢，个体器官也循环缓慢，容易使人体机能平衡失调，从而诱发疾病。

从中医的角度上来讲，久坐不动容易使周身气血运行缓慢，气血运行不畅，则脏腑、经络、关节、肌肉等得不到濡养，从而引发一系列的身体疾病。这时候，寒气也最容易乘虚而入。

中医里讲“动则生阳，静则生阴”，运动可以产生阳气，使人通筋活络、热血畅流，反之，久坐不动则阳气很少，也就是阳虚，而阳虚最容易生阴寒。

要防止因久坐导致的不良影响，就要想方设法改变自己的生活习惯。

● 不放弃一切可能在户外活动的机会

平时可在早晚加强体育锻炼，以增强心肌及四肢的活力，加强血液循环，提高免疫力。

● 工作期间要加以注意

凡工作需要久坐的人，不但要注意保持正确的坐姿，而且一次最好不要连续超过 1 小时。工作中每 2 小时便进行 1 次约 10 分钟的工间操或自由走动一下。从养生健康角度来讲，人一天的活动时间中，1/2 坐着，1/4 站着，还有 1/4 时间用来走动为好。

● 原地锻炼

在条件允许的情况下，可坐在原地进行简单锻炼。如活动躯干：左右侧身弯腰；扭动肩背部；用拳轻捶后腰。每次做 20 下左右，有助于松弛腰背部肌肉，预防腰肌劳损和椎间盘组织弹性减退。

熬夜耗气血，寒气入侵有内应

古人常讲“日出而作，日落而息”，这是一种很健康、很有助于养生的生活方式。但是，现代人很少有人能做到了。问下周边的朋友，有几个能够在晚上 10 点睡觉的，可能一个都找不到了。有些人喜欢玩，晚上不睡觉，坐在电脑前看电影、追剧、玩游戏，有的喜欢夜游，泡吧……总之，夜生活的方式多种多样。同样，有很多人由于工作原因，不得不熬夜查资料、写标书、做论文……常常忙乎到半夜 12 点。总之，不管自愿还是被动，现代人经常熬夜却是事实。

熬夜对身体的伤害非常大。在夜晚正常睡眠这段时间，我们的身体开始生长、造血、充气、修补以及排毒。如果晚上不睡觉，而从事其他活动，不管是耗力气的还是动脑筋的，这都是以气血为物质基础的。因此，熬夜时身体气血的耗散远远大于白天。本来，到了夜里，劳累了一天的身心该休息了，睡眠中，身体能得到休整，气血会得到补充。睡好后，第二天才会精力充沛。而现在，该休息时不休息，却在疯狂地活动，必然会导致体内气血匮乏，心神涣散。所以，熬夜的人也会有这样的感觉：各种活动后，人会感到劳累，头晕晕的，有点思维不清。这就是气血供应不上的缘故。

从中医的理论来讲，气血亏虚了，寒气便会乘虚而入。熬夜的人一到凌晨三四点，就会赶到手脚冰凉，发冷，脑子不听使唤，这就是过多损耗气血、人体热量流失的结果，这时也是寒气最容易入侵的时候。

中医里还讲，子时阴极盛，阳极弱；相对而言，午时则是阳极盛，阴极弱。因此，我们的身体白天处于“战争”状态，晚上则是

"整补"时间。白天我们的六识——眼、耳、鼻、舌、身、意全开，用来应付工作及一切活动，不论是看、听、说还是想，每一个动作都会耗气耗能；睡眠时，六识全闭，暂时切断耗气的管道，身体交由自主神经系统运作，进行清洁补给工作，所以白天醒时和夜里睡时的脑波不一样。白天阳气盛，白天睡觉时间过长，阳气进入身体过多反而令人头昏脑涨，全身发软。同样，夜间阴盛而阳气不足，如果熬夜不眠，进行其他活动，则阴气入体，阳气不足。阳气不足，则身体的代谢率降低，体内浊气的累积更严重、更伤身。熬夜的人都有共同的感觉，第二天头脑昏沉、口干口臭，浑身燥气，痘痘也冒出来了，有的人甚至还会出现熊猫黑眼圈。我们知道，阳气不足，则易生寒邪。夜间不眠，损害身体的阳气，让寒气得以乘虚而入。

日常生活中，我们尽量避免熬夜。喜欢玩的朋友，尽量少过夜生活。工作尽量在白天完成，不要留到晚上。不得不熬夜的朋友，要多注意通过饮食调整，让人体获得适当的补充。下面，给大家介绍几个适合经常熬夜的人的调理食谱。

花旗参瘦肉响螺汤

材料 西洋参 15 克，瘦肉 600 克，响螺肉（切片）1 只，生姜 1 片，蜜枣 2 粒。

做法 洗净材料，加入 5 ~6 碗水，放入锅内，用大火煮滚后转小火再煲约 2 小时即可饮用。

功效 补气养阴。适合于熬夜后阴阳失调人士饮用。

莲子百合煲

材料 莲子（去心）、百合各 20 克，猪瘦肉 100 克，盐少许。

做法 将所有材料加水适量，放入煲内，用大火煮滚后转小火，煲至肉熟烂后加盐调味即可。

功效 清心润肺，益气安神。适用于熬夜后干咳、失眠、心烦、心悸等症者。

生地炖鸭蛋

材料 生地 20 克，鸭蛋 1 ~ 2 个，冰糖适量。

做法 将上列食材加水适量，隔水炖之，蛋熟后去壳，再放入汁中炖 20 分钟，加冰糖调味，食蛋饮汁，每日 1 次或每周 2 ~ 3 次。

功效 滋阴清热，生津止渴。适用于熬夜后口燥咽干、牙龈肿痛、手足心热者食用。

猪肝鸡蛋粥

材料 猪肝、粳米各 50 克，鸡蛋 1 个，盐、姜少许。

做法 猪肝切细，与米同煮粥，熟时打入鸡蛋，加盐、姜调味，稍煮即可。

功效 补肝明目。适用于长期熬夜所致视物不清。

菊花杞子茶

材料 菊花、枸杞子各 6 克，绿茶茶叶适量。

做法 将所有材料放入杯中，加入滚水冲泡，约焖 10 分钟后即可饮用。

功效 补肝肾，清肝火。

粉葛生鱼汤

材料 粉葛 250 克，生鱼 1 条（去腮、内脏），姜、盐各适量。

做法 将上列食材同放锅中，加水适量共煲，鱼熟后放入姜丝、盐调味，食鱼饮汤，每日或隔日 1 次。

功效 舒筋活络，益气和血，解肌痛等。适用于劳力过度熬夜后的肌肉酸痛、颈肌胀痛者服用。

最怕突然受寒，疾病容易找上你

随着空气污染的加剧，天气也是最让人捉摸不透：初春季节，却突然降温；明明上午天气挺好，下午就冷风来袭，气温降低……多变的天气，也让我们的身体接受严峻的考验，常常疾病容易找上门来。

很多朋友有这样的经验：出门上班时，晴空万里，半下午却突然下起了大雨。有不少人没有带衣服或者雨具，很不幸地淋了雨，挨了冻。第二天，就会觉得脸部浮肿，头重脚轻，鼻子不通气，有不同程度的感冒症状。

我们知道，身体对外界的适应需要一个过程。温度骤降，让身体尚没有准备好，没有适应外界环境的变化，这样，寒气突袭而来，最容易击垮身体。寒气进体，脾虚感寒，水湿不运，导致身体浮肿。寒气入肺，则影响呼吸功能，鼻子不通，感觉呼吸困难，大脑得不到充足的供养，则会感到沉重。

还有另外一个很常见的突然受寒的例子。洗头后，头发不吹干就睡觉或者头发不干吹着风了；洗澡时，刚抹完洗发水，突然停水十多分钟，于是就一直湿着头发晾了十多分钟；还有很多洗“冷水澡”的例子：在家里淋浴时，水突然变冷，身体受寒。

洗澡或者洗头为啥会造成这么大的伤害呢？因为洗完澡后，皮肤的血液循环加快，当时身体会感到发热，这时候突然停水，或者冷水，或者不注意擦干身体、头发，或者穿着浴衣做点小家务，就会使寒气从张开的毛孔进入体内。尤其是在秋冬季节，人体最容易受寒，一不注意就会感冒、发烧，疾病很快找上你。所以，建议洗完澡后，一定要将身上的水马上擦净、穿衣，头发马上吹干。

突然受寒的朋友，可以喝些姜糖水等，驱走寒气，让身体尽快暖起来。另外，精油泡澡也是个很好的方法。泡澡时，在热水中加入生姜、甘菊、罗勒、肉桂或迷迭香等精油，这些物品均可促进血液循环，让身体暖和起来。

营养不足或过剩都会使体内生寒

很多人看了这个标题，会在脑中画一个问号：怎么营养不足和过剩都会使体内生寒呢？按照中医理论，我们身体的理想状态是一种阴阳平衡，只有达到平衡，才能保持健康的状态。如果失衡，就会导致疾病，我们这里说的是“寒症”。合理的饮食有助于恢复平衡，反之，营养不足和过剩，则会使体内生寒。

我们先讲下营养不足的情况。现代，人们的生活水平都很高，很少有因为食物不足，而出现营养不足的情况。出现营养不足的情况，有本身有厌食等疾病，或者减肥者为了减肥而故意少摄取或者不摄取食物。吃得不多，营养不足会导致抵抗力下降，容易受到寒邪的侵袭。吃得不多，摄入的热量也会不足，身体血液循环不好，新陈代谢减慢，免疫力下降，同样容易受到寒邪的侵袭，损伤阳气。所以，那些通过节食减肥的人，因为新陈代谢降低，热量和脂肪的消耗就会减少，反而会越减越胖。不仅如此，节食减肥还会导致身体变弱、变虚，容易生病，真的就成了“虚胖”。

这时候，很多人要问了，营养不足会导致体寒，营养过剩又不行，到底是怎么回事呢？有的人很注意养生，尤其现在生活好了，有钱了，可以天天补了，可是在“补”的同时也要注意“排”哦！以食进补是为身体充电，注入生命的活力，相反，有的人没有重视排泄。《黄帝内经》认为，补为阳，排泄为阴，人们每天的饮食既要补益，也要清理，这样才能维持生命的阴阳平衡。

当人体连续不断地从外界取得生命必需物质时，如果只吸收不排出，我们的身体就会成为一个垃圾场。这些垃圾是：人从外界摄入食物、空气和水之后，在新陈代谢过程中及生命活动进程中未被排出体外的、残存并滞积在体内的各种废物。体内垃圾都分布在哪里呢？实际上，在人的所有器官中，包括血液、淋巴、皮肤乃至在每一个细胞中都存在不同的垃圾。你看，我们的身体简直成了一个垃圾场。人体的各种器官和细胞组织如果生活在这样一个环境下，必然会受到伤害。同样，寒气也很容易“乘虚而入”。从而，也会容易出现各种疾病。

所以，我们一定要合理安排好饮食。营养不足的人，要注意适度补充营养，吃些易消化、有营养的食物，严重者可以找医生开些方子，或者通过药膳食疗的方式调理身体。营养过剩的人，要注意减少营养和热量的补充，少吃油多、糖多的食物，多吃蔬果，新鲜的水果和蔬菜是人体内的“清洁剂”，能清除体内堆积的毒素和废物。

多食寒凉会损伤人的阳气

在现代这个科技时代里，寒凉冰冷的食物的确很受欢迎，各类饮料、冰品、水果、冰淇淋，都是那么诱人。还有很多人四时不分地吃寒凉的食物，如冬天的西瓜，各种反季节蔬菜，各种冷饮、冰镇啤酒等。寒凉的食物吃起来比较爽，但是经常吃的话，对身体的损害很大。

从最直接的角度来讲，寒凉的食物最容易伤胃。比如，一杯冷饮下去，就会使成千上万的胃黏膜细胞"为国捐躯"。细胞死亡过多，必然会对身体造成伤害。从中医的角度讲，寒凉的食物，会使积寒郁中，导致脾胃虚寒。长期下去，肠胃受到很大伤害，慢慢会变得一吃凉的东西就不舒服，会胃痛、腹痛，甚至拉肚子，严重者出现胃炎、萎缩性胃炎等。

经常吃寒凉的食物，还会使全身的血液循环减缓，或者受阻，也就是中医里讲的"气血瘀滞"，然后就会出现各种莫名的肿痛，这就是中医里"不通则痛"的道理。女性都有这样的经验，如果月经期间不注意，喝了冷饮，或者吃了凉性的食物，如西瓜、梨等，就会出现痛经、闭经。可见，寒凉食物对气血的伤害。

经常吃寒凉食物的人，由于长年这样吃，就使身体总是在一个很冷的温度水平上运动，吃多了，身体也就变得寒凉了。身体寒凉直接损伤人体的阳气。《黄帝内经》里说："阳气者，若天与日，失其所则折寿而不彰。"即是说阳气对人来说就像太阳对于自然界一样重要，并且阳气必须运行在正常的处所，否则，轻者体弱多病，重则丧命。

你会发现，我们中的很多人，有意无意地，都会双手紧紧地团抱在一起；到冬天，还没有出门，心里就已开始哆嗦。这些都是身体寒凉、怕冷，阳气受损的反应。有些人以后都吃不了这些寒凉的东西，一吃就全身发冷，肠胃不适，或者很快就转为了感冒。

现在的感冒可说是个世界难题，治法上一般不是感冒药，就是到医院输液，而各类感冒药与抗生素，又是最大的苦寒品，不仅继续伤害人体阳气，让免疫力一次次地自动人为地削弱，而且对脾、肺的功能以最大的刺激，更加重了身体的损伤。

所以，为了健康，建议您少喝冰冷的饮料，包括碳酸饮料；少吃或者不吃凉的食物、饮品和属性寒凉的食物；适当喝些暖性的饮料，比如红茶、生姜汤、红枣汤，有利于温暖脾胃；饮料适当加热饮用，如牛奶、杏仁露等，可减少其寒性；必要时咨询一下中医，不能不加辨证地清热泻火……总之，我们不能为了一时的痛快，丢掉了一生的健康。

第四章 体寒容易老，防寒保暖让你年轻三十岁

衰老能够通过“祛寒”来挽救

没有人不怕老。当皮肤胶原蛋白逐渐流失，肌肤愈见松弛，当头发慢慢变白，当不再耳聪目明，当身体的精力一天不如一天，当身体变得愈加虚弱……几乎没有人不对这种生命力渐渐流失的过程感到恐惧。所以人们希望能延缓衰老，永葆青春，不管是以前的秦始皇希望长生不老，还是现在人们希望越活越年轻，老来得慢一些，慢一些。可见，人们多么抗拒衰老。

想延缓衰老，我们可以通过“祛寒”来挽救。为什么这么说呢？这是因为，寒气会使脏腑受损，而衰老就与人体各脏腑有着非常密切的关系。

中医学认为，人的生命正常延续，与各脏腑功能及其相互协调有关。人的生老病死均与这些脏腑功能的强弱盛衰息息相关。《黄帝内经》就有这方面的记载，如《灵枢·天年》中说：“百岁，五脏皆虚，神气皆去，形骸独居”。五脏虚损不但是衰老的生理特征，也

是导致衰老的重要原因。在五脏之中，又以脾肾两脏与衰老关系最为密切。

● 肾与衰老

中医认为，肾藏精，《素问·六节脏象论》说："肾者主蛰，封藏之本，精之处也。"《素问·上古天真论》说："肾者主水，受五脏六腑之精而藏之。"肾藏精，精化气，气能生精。肾中之阳气具有维持人体正常机能活动、抵御病邪侵袭的作用。若肾阳不足，则五脏之阳气皆虚，生命活动则缺少基本动力。而肾精是构成人体的基本物质。天癸由肾精所化，肾精充足，则脏腑之精足；天癸至，男精女血充盈，性机能成熟，而有生殖能力。肾精虚衰，则脏腑空虚；天癸竭，则性机能减退，丧失生殖能力。由此可知，肾在人体的生长发育及衰老等生理过程中起重要作用。

寒属于水，肾也属于水，寒邪最易耗伤肾阳。肾阳一伤，容易发生腰膝冷痛、夜尿频多、阳痿遗精等疾病。肾阳气虚又伤及肾阴，肾阴不足，则咽干口燥，头晕耳鸣，疾病随之而生。有研究表明，随着增龄，肾虚证出现率逐渐增加，老年人以肾虚证为多见，可见，肾虚对人体衰老的影响多么大。而寒最易伤肾，也加快了人体衰老的进程。

● 脾胃与衰老

中医学认为，脾胃为后天之奉，"气血生化之源"。人体生长发育，其维持生命的一切物质均有赖于脾胃之运化。正如《中藏经》所说："胃者，人之根本，胃气壮，五脏六腑皆壮也……胃气绝，五日死。"《素问·平人气象论》云："五脏皆禀气于胃，胃者，五脏之本也"。如果脾胃不足则气血生化不足，各脏皆虚，也就导致了机体衰老。

而寒会使脾阳受损，胃火不振。也就是我们说的脾胃虚寒。临床调查发现，老年人脾气虚证及脾阳虚证者占总数的11.6%。

可见，在延缓衰老和防治老年病时，驱寒保暖，调理脾胃，不可忽视。

● 其他脏腑与衰老

虽然肾气虚损和脾胃虚弱为衰老的主要原因，但是由于人体是一有机的整体，衰老是机体的组织器官随着增龄所出现的器质性和功能性整体衰退性变化，所以衰老与其他脏腑也有密切关系。《灵枢·天年篇》中说："五十岁，肝气始衰，肝叶始薄，胆汁始减，目始不明。六十岁，心气始衰，苦忧悲，血气懈惰，故好卧。七十岁，脾气虚，皮肤枯。八十岁，肺气衰，魂魄离散，故占善误。九十岁，肾气焦，四脏经脉空虚"。就是说，五十岁后，五脏功能随增龄而衰退。由于脏气功能低下，与脏气有关的生理活动必将受到影响，从而出现相应的老年性改变，如老年人指甲变脆、增厚，在指甲上常出现纵条的嵴，这是肝虚所致，盖"肝之合筋也，其荣爪也"。心主身之血脉，由于老年人心气虚弱，则心脉与血的运行都会发生改变，正如《灵枢·天年篇》中载："六十岁，心气始衰……血气懈惰"。

我们知道，寒气最容易损伤人的阳气。人正是依靠着这股阳气的推动和温煦、蒸腾与生发功能，才得以让体内的血液流动和运行全身，营养脏腑经络、四肢百骸、肌肉皮毛。阳气损耗，则五脏得不到滋养，便会变得虚弱。

所以，想要延缓衰老，日常就要注意驱除寒气，养护五脏。

从饮食方面来讲，要摄入均衡营养，注意五味调和，有助于五脏的养护。五味者，酸苦甘辛咸也。中医认为，酸入肝经，苦入心经，甘入脾经，辛入肺经，咸入肾经。五味调和，相得益彰，则脏腑各有所归。五脏的功能发挥正常，人体就健康。五味中甘味食物有白糖、大米等，有滋补缓和之力，但过食则壅塞而气滞；酸味食物如乌梅、柠檬、山楂等，有收敛固涩之利，但过食则痉挛；苦味食物如苦瓜、杏仁等，有燥温、泻下之益，多食则骨重；辛味食物有姜、辣椒、胡椒、桂皮等，有散寒行气活血之功，过食则气散上火；咸味食物如食盐等，有软坚、润下之功，过食则血凝。

另外，多晒太阳，对于驱寒保暖，延缓衰老也有很大的作用。阳光，不仅养形、养肤，而且养神。养形，就是养骨头，这对上年纪的人来说非常重要。对于养肤来说，日光浴可以促进皮肤的新陈代谢，增进皮肤代谢，使皮肤红润健美，还可以使人体的皮脂和汗液的分泌增多，有利于保持皮肤润泽。对于养神来说，处于光亮中的人看事情正面积极，晒太阳有助于修炼宽广的心胸。久见风日，还可以使人耐寒热，不致发病。

除掉体内寒气，抚平岁月的痕迹

人过了25岁后，皮肤就开始逐渐衰老；到30岁左右，最脆弱的眼部皮肤开始出现细纹；40岁后，额头开始产生皱纹；到了50岁以后，整个面部就能明显看到岁月雕琢的痕迹。这是自然的规律。人们总是试图抹去岁月的痕迹，让肌肤变得光滑水嫩。最常见的方法当属在自己脸上抹各种品牌和各种价格的保养品了。用了很多之后，你会发现，效果只是暂时的，不用之后，脸上的肌肤还会和原来一样。其实，很多“表面”的功夫，不如除掉体内的寒气，效果最好。

体内有寒气，会损伤阳气，人体阳气不足时，则阳不制阴，阴气相对亢盛致使体内虚寒。中医认为，脾主运化水谷精微，当阳不足以胜阴，水谷不化精微。这样，对人体的影响是：一方面，体内有寒气，阳气不足，会影响气血运行，造成体乏困倦，皮肤水肿、松弛、下垂；另一方面，脾在中医里的功能为摄入食物，并输出精微营养物质以供全身之用。可以说我们身体五脏和每一寸肌肤所需的一切物质都归脾来调拨。一旦寒气阻碍脾胃气机，脾胃运化失常，那么就会出现我们看不到的五脏六腑衰老在先，看得见的皮肤衰老在后，如脸上长皱纹、眼袋、法令纹加深等。所以说，去除体内的寒气，有助于磨平脸上的皱纹，抹去岁月留下的痕迹。

这里告诉大家一种中医常用的补阳气，去除寒气的办法，就是隔姜全身艾灸。

（1）将生姜切成薄片，上锅蒸热、蒸软后待用。

（2）夏季用6~8根青艾条（冬季用8~10根），可用胶带将艾条捆成一排，点燃。

（3）将蒸好的姜片贴在后背上。点燃成排艾条，保持离姜片半寸到一寸的距离，上下慢慢移动，通常灸30~40分钟。当感到疼痛时可稍离远一些。在初灸时，有的人会感到很明显的烫、痛，那是因为经络不通，大量的热不能很快散掉。灸完后拿掉姜片，如果姜片下的皮肤表面是湿的，而且生姜片也是湿的，就说明身体内寒湿重。

（4）在小腹及肚脐的周围都贴上姜片，上下灸20~30分钟。

（5）在双小腿的外侧、内侧，从脚踝至膝部上下、来回各灸10~20下。

（6）在双手臂外侧，外关穴的上下来回灸20~30下。

一般经过1个小时左右的全身艾灸后（因为艾灸的温热使血液

循环加快），会感到全身温暖、舒适、放松，脸上及手上因寒气重、经络瘀堵造成的晦暗都会有所减退，脸色会变得有光泽一些。

女性朋友需要注意的是，全身艾灸的方法活血效果最明显，体内血少的人灸后会出现胸闷、心慌、头晕等不适。所以，年纪大的以及有严重疾病的人都不适宜艾灸，特别是不能灸背部及腿，要灸只能灸小腹至肚脐。身体虚弱的人每次灸的时间要减少，最好不做全身的艾灸，只做腹部的艾灸为好。

这里还要特别提醒女性朋友要注意保暖。为什么呢？很多女性爱美，冬天时穿得很少。殊不知，这种爱美，反而会“伤害”了美，让美丽离你越来越远。所以，女性们别因为爱美，或穿太多怕被人家取笑而少穿御寒衣物。做好保暖的措施，如外套、毛帽、手套、围巾、口罩、卫生衣、袜子等，天气冷时要穿戴齐全。根据气温变化随时增减衣物，一旦决定要脱掉添加的外衣，必须确定天气已经转暖，不要因为心理烦躁、紧张、潮热，或活动后感到发热，就马上脱掉御寒的衣物。也不要穿太紧的衣服，因为衣服过紧会阻碍血液循环。晚上睡觉前，记得穿上保暖的毛袜，帮助双脚防寒。要注意，如果脚失去温度，就不容易入睡，所以每天睡觉前泡脚促进末梢血液循环，有助于驱寒保暖，也能让你更好地入睡。别忘了，泡脚后，要立刻用毛巾擦干，并赶快穿上保暖袜子。

暖身能助眠，觉好人不老

很多人老了后，睡眠时间就越来越少。这在很多人看来是自然规律，有的老人出现失眠、入睡难、多梦、易醒、睡眠不深等情况后都没怎么在乎，也觉得是理所当然的事。但有时候“人老觉少”

并不一定有助于人的身体健康，要当心其中隐藏疾病危害。

老人出现失眠、多梦、易醒等睡眠障碍的原因很复杂。离休、退休等社会因素会导致老人经济生活发生变化，也会对一些老人造成心理落差等心理问题，而子女不在身边、老伴身体不好甚至老伴先走一步等都会加重老人的心思，常常会让老人彻夜难眠。

除了这些社会因素和心理因素，还有更多的是躯体因素。腰腿疼、高血压、糖尿病、前列腺疾病等老年人的常见病都会不同程度地导致睡眠时间减少，老年性痴呆等神经系统的变性病也容易造成老人睡觉不踏实、失眠。老人有了这么多的疾病，总得吃药治疗，一些药物的不良反应，也会导致睡眠障碍，所以说，老人觉少的说法并不是一种科学的说法，可能是一种老人身体状况不佳的表现。

其实，真正健康的老人其睡眠时间并不是很少，很多老人每天都能保证有六七个小时的睡眠。这样的老人一般身体很好，什么病也没有，能吃能喝的，而且思维很敏捷。

我们知道，在人的一生中，将近三分之一的时间是用于睡觉的。睡觉可以消除疲劳，弥补一天劳累的耗损，可以恢复大脑的功能等等。总之，睡觉就是让身体各器官、各部位得以修复，就像机器要定时维修保养一样。如果只是工作，而得不到良好的休息，身体总有一天会支撑不住。可见，好的睡眠对身体健康来讲非常重要。

那么，老人觉少，或者出现睡眠障碍后应该怎么办呢?

有的老人出现睡眠障碍后，爱跟着别人乱吃药。老人有很强的从众心理，没事都喜欢坐一起互相聊天，喜欢看别人吃什么自己也去买什么，看见别人用什么自己也去用什么，这种心理反映在失眠问题上，就是知道别人睡觉不好吃的是什么药，自己也要去吃什么药。这是一种非常危险的想法和行为，治疗睡眠障碍是因人而异的，加上每个老人的身体状况大不相同，没有经过医生诊断就擅自服药，很容易发生意外。

进入老年，很多人或多或少会发生一些疾病，有了疾病就会影响正常生活，如果影响了正常的睡觉不要过分紧张，一定要及时去医院看专科门诊，了解失眠的真正原因后，才能有的放矢地治疗。如果老人发现偶尔有睡眠不好时也不要紧张，第二天可以用午睡来补充精力，但午睡时间不宜过长，一个小时足矣。

另外，特别告诉大家，暖身能促进气血循环，有助于睡眠。老年人睡前泡泡脚，夜间睡觉会更香，第二天起来就会发现气色比平时好多了。睡觉时最好用蓬松被褥。被子填充物密度越小、越蓬松，就越能最大限度地保存空气，使空气流动相对减缓，从而保暖。羽绒被蓬松度吸湿和保温性能好，盖在身上没有压迫感，很适合老年人。

人到老年，气血俱虚，外加一些疾病的困扰，常常尿频、夜尿增多；再加上老人觉少，常常起夜，所以可以在床边放一个痰盂，方便随时使用。行动不便的老人，可以到市场买一个坐便器或便凳。不仅方便，还可以防止夜间着凉。

很多老年人夜里醒来后，都会有口干舌燥的感觉，可以在床边的桌子上放上一个装温水的保温杯，夜里醒来后，不用下床就能方便地喝水，然后尽快再次入睡。

注重抗寒，人老还能耳聪目明

人上了年纪很容易出现这样那样的问题，如耳背、眼花等。耳背，别人说话听不见，儿子、孙子叫自己听不见，还经常打岔。有很多耳背打岔的段子，虽然看的时候很逗乐，实际上，耳背非常痛苦。语言是人类沟通的一个重要手段，当人耳背后，不能更好地与人沟通，就会感觉自己慢慢被孤立起来，有的老人甚至会有被抛弃的感觉。如果眼睛花了，对于日常习惯做些较细致活儿的人，非常痛苦，平时的读报不能继续进行了，一些针线活也干不了了，生活的颜色也随之越来越少。你看，耳背、眼花给人带来了多大的困扰。

听力的好与坏，与肾有很大的关系。中医认为，“肾开窍于耳”，肾好的人耳朵就好，听力好，肾的功能不好，听力也会受影响。寒气是伤害肾的一个重要因素。寒属于水，肾也属于水，因此寒邪最易伤肾。肾阳是肾脏生理功能的动力，肾阳一伤，则会感觉头晕耳鸣，听力下降。

所以说，平时要注意保暖防寒，保护听力。另外，再告诉大家一个适合老年人养生保健的方法——弹脑。

弹脑又叫“鸣天鼓”，是中国流传已久的保健按摩方法。该法最早见于道士丘处机的《颐身集》。在后世的《河间六书》《圣济总录》等书籍中也都有相关的记载。

弹脑的具体操作方法是：两手抱后脑，手心掩耳，大拇指放于后颈部，其余四指放于后脑部；然后食指从中指上滑下叩击后脑部，此时耳中即有鸣鼓之音；做 24 次或 36 次后双手猛然松开，并猛睁双眼，立时有耳聪目明之感。早晨起床前、晚上临睡前，在床上盘腿静坐，依法练习。不要讲话，不要分心。每天练习，长期坚持。

弹脑时掩耳和叩击的动作可对耳朵产生刺激，因此可起到调补肾元、强本固肾之效，对头晕、健忘、耳鸣等肾虚症状有预防和康复作用，对神经衰弱、老年痴呆也有明显的预防效果。另外，弹脑补益肾气还有利于延缓衰老、延年益寿。

那么，我们再说下眼花。中医里讲，“肝开窍于目”，为什么呢？足厥阴肝经，也就是我们平常说的肝经，在人体十二经脉中，是唯一一个直接与眼睛相连的经脉。肝经从足部开始，沿下肢内侧上行到腹部，再由内在的脉络进一步和眼睛联系起来。如此，肝经就像一条深藏于身体内部的经络通道，连接于肝脏与眼睛之间，为它们运送气血等“物资”，保证肝与眼睛的密切联系。

《黄帝内经》中说：“肝受血而能视”。也就是说，肝血对人的眼睛有滋养作用。只有肝血充足，眼睛才能发挥正常视觉功能。寒气会损伤人的阳气，阳气不足，则无法推动气血运行，导致肝血不足，肝血不足，则无法滋养眼睛，眼睛得不到滋养，可能会出现干涩、视物不清，或者夜盲等。

所以，想要眼睛明亮，视物清晰，我们一定要注意防寒，同时还要养护好我们的肝脏。日常注意吃些养肝护肝的食物，如猪肝、荠菜、胡萝卜、桑葚等。还有一些中草药，如枸杞子、决明子、菊花等，都有养肝明目的作用。要注意保证充足的睡眠，晚上最好不要熬夜，在23点前入睡，让肝经得到正常休养，肝血得以回流。

经常久坐的电脑族，工作时最好隔一段时间就闭目休息一下，或者远眺风景，让眼睛得以放松。另外，适量的运动也可以让全身气血流通，防止寒气进体，有助于养护眼睛。

体寒保养好，冬季不易咳嗽

冬天，是老年人最难熬的季节，尤其体寒的老人，最怕降温，遇风寒就咳嗽。通常咳嗽是感冒的一种表现，有些人就会吃些感冒药来治疗，结果不但没有好转，反而会使身体变得更糟糕。

冬季，老年人咳嗽和普通的感冒并不完全是一回事。如果发病时，以咳嗽为主要症状，并伴有形寒肢冷的现象，严重的甚至会气喘，一般是由于寒邪犯肺所造成的，也就是肺寒咳嗽。

中医认为，肺主气。《素问·五脏生成论》中说："诸气者，皆属肺"，一旦肺主气的功能出现问题，就会影响到呼吸系统，出现一系列的呼吸系统疾病。那么，寒邪是怎么侵入肺部的呢？一般有三种途径：一是在皮肤和毛发受寒之后，经由体表进入，二是先进入胃，再经肺脉上达肺部；三是从人体背部的腧穴进入肺部。寒邪就是通过这三种途径进入肺部，引起肺气不顺的。寒邪侵入肺部之后，会出现以咳嗽为主，并伴有形寒肢冷，严重的甚至会出现气喘。如果老人出现这种情况，就要抓紧治疗，以免延误病情。

《伤寒杂病论》中有一个麻黄汤，这个方子专门针对由风寒引起的头痛咳嗽等，具有很好的疗效。具体做法是：取麻黄、炙甘草各6克，桂枝、杏仁各10克，将四种材料一同煎煮服用。麻黄是肺经的专药，能生发人体的阳气，有发汗解表、宣肺平喘的作用。桂枝能温经散寒，加强发汗解表、散风寒的功效。由于肺寒咳嗽是由肺气郁而上逆造成的，麻黄、桂枝又都上行而散，所以再配上降肺气的杏仁为佐药，同麻黄一宣一降，能增强宣肺降逆平喘的功效。炙甘草既能调和宣降之麻黄、杏仁，又能缓和麻黄、桂枝相合的猛烈之性，使汗出而不耗正气。

春暖还有倒春寒，要避免寒气伤身

《历书》中讲："春分后十五日，斗指丁，为清明，时万物皆洁齐而清明，盖时当气清景明，万物皆显，因此得名。"清明一到，气温升高，春意盎然，天气清朗，四野明净，大自然处处显示出勃勃生机。这个时期用“清明”这个名称，是再恰当不过的。

这个时候，人们早已脱下了厚重的冬装，穿上了轻便的春装。踏踏青，或是亲朋好友一起春游，真是“暖风熏得游人醉”，好不快活。但是往往在这个时候，倒春寒来袭了。

提起倒春寒，不妨先说说到底什么样才算是倒春寒。气象学上对倒春寒是有明确定义的，一般是指初春（一般指3月底4月初）气温回升较快，而在春季后期（一般指4月），气温较正常年份偏低的天气现象。简单地说，就是指清明以后连续3天以上出现日平均气温低于11℃，并伴有阴雨。这才是真正的倒春寒，而早春的阴寒天气，并不能称为倒春寒。

可别以为倒春寒没什么大不了的，一不小心，它就会给人带来不小的影响，特别是对老人影响是很大的。在“倒春寒”期间，天气突然变冷，老年人的热平衡能力尤其差，最容易受寒。老年人及心脑血管病患者如不能适应这种变化，还可能出现血压突然升高、脑梗死、脑出血或心肌梗死。

尤其是一些冠心病患者，受到寒冷刺激后，体表温度会急剧下降。这个时候，为了维持正常体温，心脏就不得不加紧工作，输出更多血液，这样就加重了心脏负担，极易诱发心绞痛、心力衰竭等，对原本就已经患病的心脏当然是极为不利的。再者，冠心病患者受到寒冷刺激后，还会引起血管收缩、血液黏度增高、血流阻力增大，血压明显上升。若是持续的时间较长，冠状动脉就会发生痉挛，容易被粥样斑块堵塞，增加发生心绞痛、心肌梗死的危险性。

另外，中医认为，肺恶寒，“寒则伤肺”。肺部受伤，容易流行呼吸系统传染病，使诸如流感、腮腺炎、病毒性肝炎以及伤寒等传染病流行。研究表明，由于倒春寒引发的白喉、百日咳、猩红热、哮喘、气管炎等呼吸系统传染病的发病率，远高于其他季节。

有一些年轻爱美的姑娘，总喜欢早早就穿上漂亮的裙装。但是膝关节对寒冷的天气是十分敏感的，被寒气侵袭以后，很可能出现局部麻木、酸痛。久而久之，就容易发生风湿性关节炎。

细心养护肺脏，再也不怕过冬天

寒冷的气候，容易影响人的肺脏健康，特别是老年人的肺部，极易受到寒气的伤害，出现咳嗽、哮喘等现象，严重者还会导致肺癌。

传统医学认为，肺主气呼吸。中医上把肺称之为“娇脏”，说明它是个比较娇贵的器官，而肺又位于人体各个脏腑的最高端，也就是中医所说的“华盖”位置。《素问·宣明五气篇》中说“五脏所恶，肺恶寒”。肺既为娇脏，又“恶寒”，所以当寒邪自口鼻皮毛而入时，肺首当其冲。寒气入肺，导致肺气虚衰，肺活量就会减少，呼吸功能严重下降，导致气机失调，这不仅使人气短喘促，而且易感外邪，引发多种疾病。因此，我们尤其要注意养肺。

那么，应该如何养肺呢？

首先要想保持呼吸畅通，就要养好肺脏。防寒保暖、加强锻炼是健康肺脏的好方法。寒冷的季节，要适时添加衣服，以免使肺脏受凉。

慢跑有助于养肺，老年人可以每天慢跑两公里，也可以慢走10分钟后进行呼气练习。锻炼时站定后要全身放松，两眼平视前方，双足分开与肩同宽，掌心向上，放于肚脐下3厘米的位置，吸气时注意收腹，再缓缓呼气放松。这样练习30分钟，对健肺效果明显。

科学合理的饮食调配，有很好的补肺效果。肺气虚、神疲乏力的人，可用核桃仁、生姜、红枣煎汤养肺，也可选用瘦羊肉加生姜、当归煮食；肺阴虚、干咳少痰的人，可用百合花生米粥或银耳鲜梨汤进行调养。日常生活中常见的鲜藕、白萝卜、胡萝卜、大白菜蜂蜜等食物，对补气润肺也有很好的疗效。

除了饮食养肺，一些中药对肺脏保健效果也很明显。肺气虚的人应多选用人参、黄芪、潞党参等药，适合肺气虚的人补养之用，而太子参、沙参等适合肺阴虚的人养肺之用。气阴两虚人可灵活选用食药，也可以服中成药生脉饮保养肺脏。但是选择食物或中药养肺时，一定要禁忌寒凉辛辣刺激食物。

第五章 小孩体弱最怕冷，驱寒防寒健康成长

突然拉肚子，检查下是否受寒

腹泻，也就是平时我们说的拉肚子。由于小孩的肠胃非常薄弱，稍微不注意就会发生腹泻的情况。大人的承受力比较强，而小孩身体一不舒服就大哭大闹，家长往往手足无措，看着又很是心疼。

腹泻的主要表现为大便次数增多（1 日数次至 10 余次），排便稀薄呈黄绿色，可有少量黏液，并伴有不消化的乳食。中医认为，其病因病机为内伤乳食，感受外邪，脾胃虚弱，脾肾阳虚而致脾胃运化失司。也就是说，除了日常饮食不当外，导致腹泻的重要因素是受到外邪的侵袭。其中，寒邪是导致小孩腹泻的主要因素。照顾孩子有经验的老人都知道，不管是寒冷的冬天，还是非常热的夏天，孩子在睡觉的时候，都会给其盖好肚子，以免受凉导致肠胃不舒服，拉肚子。

虽然每个家长对孩子照顾得都非常细心，但难免会有拉肚子的时候。拉肚子怎么办呢？可以按足三里穴位。在胃经上，有一个著

名的穴位叫足三里穴，是健脾胃第一要穴。经常按摩足三里穴，是养护胃气，也是治疗腹泻的一个好方法。

足三里的位置在哪呢？当我们把腿屈曲时，可以看到在膝关节外侧有一块高出皮肤的小骨头，这就是外膝眼，从外膝眼直下 3 寸（可将食指、中指、无名指和小指并拢，以中指中节横纹处为准，四指宽度即为 3 寸），在腓骨与胫骨之间，由胫骨旁开一横指处就是足三里穴了。

孩子拉肚子时，可以用大拇指或中指按压足三里穴一次，每次按压 5 ~ 10 分钟，每分钟按压 15 ~ 20 次。可以缓解并治疗腹泻。点按足三里简单又方便，是紧急情况以及准备不足的情况下治疗腹泻的一个很好的方法。

另外，多饮淡糖盐水可以治疗腹泻，不妨一试。淡糖盐水的配制方法为取 500 毫升白开水，加半啤酒瓶盖食用盐约 1.75 克及两平匙白砂糖约 20 克，搅拌均匀，鼓励孩子多喝即可。这个治疗小儿腹泻的偏方主要是针对宝宝腹泻时容易丢失大量的盐分及营养物质，容易发生电解质紊乱及低血糖而配制的。

还要注意，孩子腹泻后，最好禁食一段时间。这是针对已经断奶的孩子来说的。如果尚未断奶，那不要停止哺乳，因为母乳喂养对宝宝腹泻相当有好处。

同时，日常饮食要注意卫生。食物、食具要注意消毒，冷藏食物不超过 2 天，食前要加温或烧煮，处处做好防范措施。

夏天更要防寒，以免孩子感冒

冬天，很多父母最担心的就是孩子受凉感冒，夏天则没有这个担心，但是，孩子常常也会感冒。夏天的感冒是怎么来的？大家可能要说，夏天不是热吗？孩子感冒应该是受热导致的。但是，夏天的感冒绝大多数是受寒引起的，你一定很奇怪，这是为什么呢？

下面给大家举几个平时常见的例子：

(1) 夏天外边天热、太阳晒，我们会出汗，然后在什么时候会觉得身体不舒服？我们走到空调房间里面很凉爽，走出来时又会出汗，又回到空调房间里，冷风一吹就打喷嚏了，身体一阵发紧。这是怎么引起的？是温度降低引起的。

(2) 我们爬山感到很热，出了一身汗，到了山顶以后，风呼呼地吹，就会觉得皮肤一阵发紧，这样就受寒了。

(3) 外面天很热，太阳晒得人出汗，当走到阴凉的地方，风一吹，你觉得很凉爽，整个毛孔都张开了，温度迅速降低，马上就会觉得浑身发紧，很快就流清鼻涕了。

(4) 夏天天气热，很想喝冷饮，这样就把寒带到身体里面去了。

看了上面的例子，你一定明白为什么夏天的感冒大多数是受寒引起的了吧。夏天本身天气热，人们就喜欢凉，一不注意，就容易受寒感冒。所谓的受寒，不是说感觉到冷才叫受寒，而是相对来说的，夏天温度高，一旦到温度低的地方，或者吃了冷的东西，这种相对低的温度就会让身体受寒。

很多家长特别注意孩子在冬天的保暖防寒工作，对夏天防寒事项则容易忽略。正是这种传统的意识，反而让孩子在夏天更容易感冒。所以，我们在夏天更要重视寒的危害。实际上，夏天的寒邪，有可能比冬天还重，因为冬天你会把自己保护得很好。在夏天里受寒，导致人们经络运行速度减缓，导致防御系统出现问题，营卫之气不能够正常运行，外邪入侵的机会特别多。

那么，夏季感冒如何才能预防呢？很简单，看上面我们列举的例子，都是最容易引发夏季感冒的原因，平时多注意一些，孩子就不会经常感冒了。

孩子受寒不要慌，对症让身体暖起来

孩子很容易受到外寒的侵袭，家长们普遍表现的问题是什么呢？就是孩子受寒以后不知道怎么办。可谓“疼在儿身，痛在娘心”，平时很冷静的家长，碰到孩子的问题，经常会不知所措。孩子受寒了，不知道怎么办，非常担心孩子受寒后会感冒、发烧、咳嗽等。

孩子受寒后，最主要是让孩子尽快暖起来。有各种温热的方法让孩子身体暖起来，比如说按摩大椎穴，用苏叶泡水喝，电吹风吹一下后背等。大多数家长也看过或者听说过相关的说法，但是，这些方法是在什么样的情况下开始用，用到什么时候为止？

要记住，立刻让孩子暖起来的做法是绝对正确的，是最需要做的。如果说孩子在阴凉处打喷嚏了，觉得发冷了，到太阳底下晒一晒，马上就出汗，这是可以的。

此外，像喝点苏叶水、用苏叶水泡脚、泡澡等，让孩子身体暖起来，都是可以的。但这些方法一定要在外感的第一阶段——刚刚受寒的时候才能起作用。

孩子开始打喷嚏、流清鼻涕了，家长要把这个机会抓住，这才是解决外感最重要的阶段。这个阶段，冬天时间长一点，可能会一两天，夏天时间就很短，短到可能一两个小时以后就开始改变了。所以最好在寒邪刚刚侵犯孩子身体的时候，家长就要迅速做调理，抓住这个时机，用以上的方法就能百分之百把它消灭掉，这是立竿见影的。

孩子防寒，常做“挨冻”训练，才会少生病

人们常说：“养儿方知父母恩。”的确，很多妈妈们在养育孩子的过程中方才明白，养育一个孩子是多么不易，要付出很多的心血。在妈妈的眼里，宝宝就像是一个水晶娃娃，任何时候都需要小心呵护，生怕孩子吃得不够好，也生怕孩子穿得不够暖，但让妈妈纳闷的是，不管她照顾得如何细致，宝宝却总是状况不断，反而更是容易生病感冒。

妈妈们很怕把孩子冻着，经常一入秋，就赶紧给添加衣物。快夏天时，很多小朋友都开始穿单衣单裤了，有的妈妈还是给孩子穿着秋衣秋裤。这样的妈妈常说孩子底子薄，穿少了怕感冒，但是孩子就是隔三岔五的感冒。

虽说民间有“春捂秋冻”的谚语，但妈妈们还是要明白，“捂”也不能捂过了头，该脱的时候还是要脱，不能给孩子穿太多。至于说怕孩子感冒，虽然妈妈的担忧不无道理，但孩子除了天生的体质较弱外，一般是不会因为少穿了一件衣服就感冒的。有的孩子之所以容易感冒，反而是因为妈妈平常给穿得太多，抵抗力下降所致。

在老一辈的育儿经中，就有这么一句经典名言：“若要小儿安，常带三分饥和寒。”意思就是说，要想小孩子健康，就不能吃得太饱，也不能穿得太多。为什么不能给孩子穿太多呢？这是因为人体体温调节是通过皮下毛细血管的收缩与扩张来实现的，如果总是给孩子穿得太多，他的身体就会失去温度调节功能，使得自身的抗病

能力和抗寒能力都减弱。夏去秋来，是从热到冷的过渡阶段，天气虽然冷起来，但有个转变的过程。如果一到秋天就赶紧给孩子穿上许多衣服，甚至过早地穿上棉衣，就会使他得不到冷空气的锻炼，防寒能力降低，不利于人体调节功能的发展，结果到了三九严寒，真正大冷的季节，受到冷空气侵袭，孩子鼻子和气管里面的血管抵抗不住寒冷而收缩，血流量减少，抗菌能力减弱，躲在鼻子或气管里的病菌乘机活动，就会导致孩子咳嗽、打喷嚏、流鼻涕、发烧、伤风感冒。另外，孩子都是活泼好动的，孩子的汗腺分泌也都特别旺盛，如果穿得太多，加上活动，往往就很容易出汗，如果出汗后不能及时增减衣服，就很容易感冒。因此，作为好妈妈一定要注意，宁肯给孩子少穿点衣服，也不要给他多穿。

有的妈妈可能会有疑问，穿少了也一样会感冒啊？的确，穿太少也是会冻感冒的，特别是三岁以前的孩子，他们基本上还不明白“冷”是怎么回事，也不能清楚地把“冷”的感觉表达出来。所以，这就需要做妈妈的帮孩子把握好穿衣的尺度。那么怎样才能知道孩子到底是冷还是不冷呢？有的妈妈说，摸摸孩子的小手，如要有点凉，他就一定很冷。其实这并不正确，因为孩子穿得正常的时候，手也总是凉的。如果想知道孩子是冷是热，最好的办法是看孩子的脸色。穿着合适的小孩面颊是红润的，如果孩子穿得过少，体温降低，双颊的皮肤会因为血管收缩，变得苍白或发青。如果孩子在外面时，摸摸鼻子的温度也是判断穿衣多寡的简便方法。如果鼻子是温暖的，孩子基本不会觉得冷；感觉鼻子有些凉，就需要多穿衣服。通常孩子穿着只要比成人多一件就可以了，三岁以后的孩子可以和成人一样多。

孩子防寒，这3个部位需重点关注

冬天了，妈妈们最注重对孩子的保暖，生怕孩子冻着生病。妈妈们喜欢把孩子捂得严严实实的。但是，这样反而会让孩子身体的抵抗力下降，常常感冒发烧。防寒保暖工作，并不是说简单地给宝宝多穿几件衣服就好了。最重要的是给孩子做好关键部位的特别保护、保暖。只有做好重点部位的保暖，才能达到事半功倍的效果，可以有效避免孩子受寒感冒。

孩子身上最需要注意的三个部位是：头部、腹部以及脚底，如果做好这三个部位的保暖工作，那么，孩子感冒生病的概率也就自然下降许多喽。

● 头部防寒保暖

为什么要首先做好头部的防寒保暖工作呢？因为孩子的大部分热量是从头散发掉的。生活中你会发现，如果孩子热了，或者跑跑跳跳之后，最先出汗的部位一定是头部，甚至能看到小热气，用手一摸，湿漉漉的。一不小心，就会受凉感冒。所以说，当天气变冷的时候，相对于加衣服，孩子更需要的反而是加一顶帽子，这样更能有效防止孩子受凉。给孩子戴的帽子在具有保温的基础上，还要选择透气的，最好选择棉质的或者毛线的帽子。

夏天同样要注意头部的防寒保暖哦。夏天天气炎热，孩子容易出汗，妈妈们会经常给孩子洗澡，顺便一块也洗个头。洗完澡后，很多妈妈的第一个动作是用毛巾把孩子包裹起来，擦掉身上的水分，却疏忽了头部，没有及时用毛巾给孩子把头发擦干。这样，湿漉漉的头发被外面的寒风一吹，孩子很容易就受凉感冒，甚至发烧。所以，妈妈们一定要记得先把孩子的头发擦干。另外，夏天，孩子玩的时候，头部出汗也比较多，妈妈们要细心，看见了要及时用干毛巾擦干，以免受风。

● 腹部防寒保暖

腹部防寒对于孩子来说尤为重要。我们知道，在母体内，肚脐是孩子和母体的相连之处，是获得营养和元气之处。孩子出生后，肚脐就是元气所在，如果受寒，就是伤了元气，孩子身体会变弱。现在很多裤子都是低腰，容易让孩子的肚脐露在外面，妈妈们要注意把裤子穿得往上一点，盖住肚脐眼为佳。如果宝宝还小，可以给他系个小肚兜，可爱的同时，还能有效保护宝宝的腹部，避免受凉。

腹部也是人体很多重要器官的所在之处，如肠胃。妈妈们都知道，孩子如果受凉了，很容易闹肚子，这是因为受到寒邪侵袭，肠胃最先中招的原因。现在，很多妈妈很有时尚感，给孩子穿着半截衣，这样孩子的肚皮，以及肚脐眼赤裸裸的露在外面，这对孩子健康有很大伤害。所以，妈妈们在给孩子买衣服的时候，在漂亮的同时，更要注重实用，尽量买大一点点的衣服，以盖住腹部为标准。

● 脚底防寒保暖

老话说："民寒伤君，足寒伤身"。脚部是经络、穴位和反射区最多、最复杂的地方，一旦受到外寒的侵袭，则会引起身体其他方面的病变。平时你会觉得，如果脚冷的话，身体就怎么也暖不起来，很容易受寒感冒。这一点，不仅针对大人，对孩子来说也非常重要。尤其一些比较小的孩子，本身抵抗力差，双脚离心脏又较远，血液供应少，加上脚部的脂肪层薄，保暖能力差，脚底的防寒保暖就更重要了。

冬天冷，很多妈妈给孩子全身裹得跟熊似的，却忽略了脚部，只穿一件袜子，甚至光溜溜的什么也不穿；很多孩子不喜欢穿鞋子，妈妈们觉得既然不喜欢就不穿了。“寒从脚底起”，这样，孩子很容易受凉、受寒，导致体寒，从而免疫力低下，成为病弱体质。所以，妈妈们一定要重视宝宝脚底板的保护，即便是夏天，也尽量别让他们光着脚丫子，或者只穿一双袜子，最好能穿上鞋子。这种细微处可是宝宝健康与否的关键点呢！

不但要学会阻挡寒气的方法，还要帮助孩子祛除体内寒气。

父母必知的六种“阻寒”方法

父母很难完全避免寒气入侵孩子的身体，所以要在日常生活中树立正确的观念。这里给爱子心切的父母们介绍一下防止寒气入侵的几个主要方法。

● 别让孩子光脚走路

现在很多孩子动不动就肚子痛、拉稀，究其原因，主要和孩子喜欢光脚走路有关。现在大多数家庭铺有木板地、大理石地砖，进门时都要换鞋，但有些孩子没养成习惯，进门把鞋一脱就光着脚走路。中医自古就有“寒从脚下起”的说法，父母要注意让孩子养成换鞋的习惯，千万别让其光脚走路，这样可以避免寒气入侵孩子体内。

● 给孩子洗头时不要做按摩

有些家长去理发店，觉得洗头时做按摩很舒服，于是家长们也学着理发师的样子给孩子干洗按摩。殊不知，按摩会使头部的皮肤松弛、毛孔开放，加速血液循环，而此时头上全是冰凉的化学洗发水，按摩的直接后果就是吸收化学洗发水的时间延长，而且张开的毛孔也会令头皮吸收化学洗发水的能力大大增强，同时寒气、湿气也通过大开的毛孔和快速的血液循环进入头部。所以有这种习惯的家长千万要注意，别在洗头时给孩子做按摩。

● 顺天而行，不给孩子吃反季节食物

现在的孩子大都是娇生惯养，想要什么有什么，做父母的对他们也是宠爱有加。于是，凡孩子爱喝的、爱吃的，家长就不分季节地往家里买。有7岁的小男孩，在冬天里想吃西瓜，家长二话不说便买了回来，孩子当时是高兴了，可第二天便开始腹泻，捂着肚子喊难受。中医认为温热为阳，寒凉为阴，食用时只有将食物的温热寒凉因时因地地运用，才能让人体保持阴阳平衡，不生病。如果违背了这一原则，不分季节、不分地域，给孩子乱吃一通，那么这种“爱”孩子的方式会毁掉孩子的健康，毁掉孩子的一生。

● 睡觉时给孩子盖好被子

有些孩子睡觉时喜欢把肩膀露在外边，殊不知，这样寒气就很容易从背部入侵。有6岁的孩子，鼻炎、哮喘总是治不好，分析原因，原来是他睡觉时肩膀经常露在外面，致使肩膀受凉。肩膀是身体12条经络的源头，经常肩膀受凉的孩子身体往往不太好，易患感冒、咳嗽、慢性鼻炎等。所以，父母要在睡觉时给孩子盖好被子，别让孩子的肩膀露出来。如果是婴幼儿，父母则可以让孩子睡睡袋，既省事，还不会让孩子受凉。

● 不在冬天带孩子去游泳

有的家长不知道如何维护孩子健康，喜欢在冬天带孩子去游泳。从运动的角度看，游泳能扩张胸部，对胸肺有一些用处，但我们不得不看到这一点：冬天，外界气温低，而游泳时人体体内温度会升

高，毛孔也会随之张开，这时候，大量的水湿、寒气会通过毛孔渗入体内。中医强调天人合一，也就是说人应该顺应自然，该夏天做的事情最好不在冬天做，所以父母最好不要在冬天带孩子去游泳。

● 避免让孩子淋雨

许多孩子喜欢下雨天在外面跑，而父母认为孩子身体很强壮，足以经受这么一点小雨，因此完全不在意。其实，经常淋雨会在头顶和身上其他受寒的部位留下寒气，孩子头顶多半会生成一层厚厚软软的“脂肪”，这些脂肪就是寒气物质。等身体哪一天休息够了，血气上升时，就会排出这些寒气。由于长时间累积了大量的寒气，身体在排寒时，需要借助不断地打喷嚏、流鼻水的方式。当小孩频繁地打喷嚏、流鼻水时，医生通常会认定为过敏性鼻炎。由此可见，放任孩子淋雨实在不是明智之举。

孩子体内有寒气，按摩来祛除

按摩可以帮助孩子舒经活血，从而达到防病、治病的效果，但这其中的原因，恐怕知道的人并不多。寒气入侵人体会堵塞经络，经络不通，人就会生病，而按摩可以疏通经络，让气血流畅自如。为此，父母可以经常给孩子做按摩，以祛除孩子体内的寒气。

这里针对前面提到的寒气容易入侵的几个部位，介绍一下按摩方法：

● 头部的按摩方法

（1）将孩子的脸部夹在双手之间，然后用双手向下沿着孩子的脸颊两侧轻轻地抚摩。

（2）然后用双手对孩子的头部进行按摩。当你用指尖呈小圆形按揉孩子的头皮时，其头部的重量就由你双手的掌根来支撑。如果你的孩子是新生儿，一定要轻轻地按摩头部，尤其是头部那些还很柔软的部位。

（3）用你的拇指和食指捏着孩子的耳朵，从耳朵的上面按摩至耳垂。

（4）用手指由孩子的头部向下按摩至颈部和肩部。

● 背部的按摩方法

（1）用你的双手像握杯子一样握住孩子的头，然后向下抚摩孩子的肩膀，再到背部，用两只手同时上下来回抚摩孩子的背部。按摩时你的手指要并拢，同时保证从你的手掌到你的指尖是完整的一体，动作都是一致的。意念要集中于能量在你手中的传递。

对于新生儿，可以从宝宝的颈部到臀部，用两只手交替进行抚摩。这种按摩会令宝宝感到安慰，可以重复进行几次。

（2）用你的整个手掌在孩子的背部上下来回做轻抚法（抚摩）按摩，按摩到臀部后，这组动作就可以了。然后将你的大拇指分别放在宝宝的脊椎骨的两侧，另外四根手指环绕在孩子身体的两侧，然后用你的拇指向两侧滑动抚摩，可反复几次。

● 脚部的按摩方法

（1）用手指的指肚在孩子的脚踝上呈圆形按摩。用一只手握住孩子的左脚脚跟，同时用另一只手的拇指按摩孩子的脚掌。将你的其他四根手指全部放在孩子的脚面上，而同时用拇指的指肚抚摩孩子的脚底。注意拇指在脚底按摩的力度要适中，按摩时不要让手指加力，因为脚底的神经非常接近人的脚面。

（2）从每一根脚趾的中间按摩到脚跟，做平行的按摩，再从脚跟按摩到脚趾中间，直到做到脚的侧面就可以结束了。用你的右手放在孩子的左脚上，然后用你的拇指沿着孩子的脚掌向下移动到大脚趾。注意要保持力量平稳而均匀。每当你按摩至孩子的脚趾时要迅速地返回，将拇指滑动返回脚跟再进行下一轮按摩，然后用上面介绍的方法进行脚部的按摩。

（3）按顺序从孩子的小脚趾开始，轻轻地旋转和牵拉每一根脚趾。

（4）重复上述方法进行右腿和右脚的按摩。

● 腹部的按摩方法

（1）这种按摩运动是应该沿着顺时针方向按照肠的蠕动情况来进行的。尽量保持你的手是扁平的，做这种圆形的按揉，会使孩子的腹部感到非常舒适。当你做这种按摩时，要时刻观察宝宝的面部表情，记下按摩时发现的任何不良的反应或疼痛点。在按摩孩子的下腹部时，力度要轻，因为那是膀胱所在的位置。在下腹部用力按摩不仅会令孩子非常不舒服，而且有害健康。

（2）用手指的指肚按摩孩子的肚脐。从你的左手开始在宝宝的肚脐上画圈按揉。将右手放到左侧，手指弯曲成拱形：这时你的左手还在继续做刚才的按摩动作，为了避免手臂交叉带来的不便，右手手指的拱形程度可以适当根据情况进行调整。注意手不要过于接近孩子的肚脐，以免导致孩子任何的不适。

（3）将你的手放在紧挨着孩子肚脐的上方和下方，用手指呈圆形进行按摩。有些较长时间的抚摩可以覆盖到孩子的整个身体，从孩子的肩膀到脚趾，都可以进行按摩。

按摩不仅是提高孩子的体温，帮助孩子远离寒湿的好方法，还是和孩子增进彼此联系的方法，能使自己和孩子之间更为亲密、熟悉，从而有助于与孩子更好地沟通。

避免孩子阳虚体寒，从孕期就要注意

每一位家长都很注意孩子的身体健康。当有的孩子，不管怎么细心，怎么谨慎，依然还是体弱、怕冷，容易生病。追其原因，主要是先天不足，形成了阳虚体质，因此孩子会先天比较弱。孩子的这种体质与妈妈脱不了关系。如果妈妈身体不好，那么生下来的孩子就很容易先天不足，阳虚体寒。先天不足的孩子，后天调理非常困难，甚至有的人一生都调理不过来。所以，想要孩子有个好的体质，在做妈妈之前，就要好好调理自己的身体和心理，为孩子从胎儿起，构筑好的生长环境。

● 全方位调养好自己的身体健康

要想生育一个健康聪明的宝宝，妈妈首先要有好的身体素质。调理好自己的身体要从以下几个方面：

（1）营养充足。准妈妈在孕期时，要注意营养均衡充足。因为胎儿主要靠妈妈摄入的食物，吸收营养。如果妈妈营养充足，孩子在胎儿期就得到好的营养，身体也必将健康。准妈妈日常要多注意摄取充足的营养，尤其是蛋白质、维生素、糖类、矿物质等。尽量吃多种不同的食物，保证营养的均衡。当然，营养充足不等于过量，过量容易导致胎儿过度肥胖，影响生产。

（2）适当运动。女性怀孕期间，由于身体负重，出现各种不适等，一般不太爱动。有的准妈妈也担心运动会影响胎儿发育，甚至流产等。但是，孕期适量的运动不仅能保持准妈妈和胎儿的身体健康，还有助于顺利生产。当然，孕期运动以轻微为主，一定不要做太剧烈的运动或繁重的体力劳动。

（3）定期产前检查。定期产前检查是必不可少的，不但让孕妇时时了解自己的身体状况，还能尽早发现疾病，以便尽快治疗。

● 保持心理健康同样重要

在怀孕期间，准妈妈保持愉快、稳定的心情同样重要。准妈妈有一个好心情，肚子里的胎儿能感知到妈妈的情绪，情绪也会较为稳定，有利于健康成长。

大多数情况下，生孩子都是在家庭计划之中的。当知道孩子来临，全家人都怀着喜悦的心情，等待孩子的出生。但也有的家庭，孩子是在计划外的，或者由于其他客观情况，如家庭条件不好，未婚生育，公婆重男轻女，而肚子里的孩子是女孩等。这种情况下，准妈妈并不期待孩子的降临。不管是什么情况，作为妈妈，肚子里的孩子都是一条宝贵的生命。想要孕育健康的孩子，自己必须要先从心理上接受孩子，并给予孩子母爱。胎儿虽然小，但也是有生命，有感知的，母亲的情绪对胎儿来说非常重要。

第六章 女人体寒要不得，驱寒暖身让美丽全面升级

十女九寒，别让体寒冰冻了健康

俗话说，“十女九寒”，很多人觉得这也太夸张了吧，我平时也没觉得冷啊，怎么会体寒呢。

告诉你一个判断是否体寒的方法，这个方法很简单：双脚是离心脏最远的地方，双手的距离也不近，这是所谓的四肢，乃身体之末。如果它是热的，就表示人体内气血正常、旺盛，连四肢都能到达。如果双脚双手都是冷冰冰的，身体里面一定是寒冷的。用这个方法就可以最快判断你是否体寒了。

女人属阴，生理特点决定了女人会不断地消耗阳气，比男人更容易外寒入侵而导致内外皆寒。你会发现，在同等气候条件下，女性比男性对寒冷的耐受力往往要低，这主要是由于女性与男性的生理特点决定的。

首先，性激素是一个非常重要的因素。排卵期的女人不感到冷，那时体内温度是最高的，而在经期中和经期后则是最怕冷的时候，

体内热量也最少；其次，女性四肢上的血液循环不如男性活泼，所以手脚总是先感到寒冷；再者，女人身材大多娇小，肌肉也不如男人多，而肌肉是产生热量的。这样一来，女人的新陈代谢就会比较慢，散发的热量自然会少。

寒是女性诸多疾病的诱因和症结。一般女性去看中医时，中医往往会建议女性多注意保温防寒而不是保养，特别是一些喜欢衣着清凉的女孩子，更是容易外寒入侵而导致内外皆寒。女性一旦受凉，则后患无穷。

女性身体一旦受凉，就一定会制造出瘀血块，这时的体内就如冰箱冷冻库一样，温度就那么低，所以会不断地自动生成冰块，这样就会更加重寒，长久下来，女人身体和容貌受损是必然的。因为女人是靠血养的，只有血行顺畅、充盈，身体和容颜都有营养来源，而血有“得热则行，遇寒则凝”的特性，只要不受寒，血液就能畅通地运行。如果受寒，血气不通，则导致身体各方面的痛，补养的营养物质也会积滞在体内，更到达不了该到的地方。所以，女性朋友们一定要明白，保暖是我们最重要的功课。

那么，怎么才能驱寒保暖，改善自己寒冷体质呢？女性除了平时要注意保暖外，还要适当积聚脂肪，不能过分减肥。另外，还可以在饮食上选用一些补气助阳的食物，比如羊肉、牛肉、鸡肉等肉类，它们富含蛋白质、碳水化合物及脂肪，产热最多，有益肾壮阳、温中暖下、补气生血之功效。胡萝卜、青菜、大白菜等根茎类蔬菜，富含矿物质，可与肉类御寒食物掺杂食用。吃了这些食物可以使代谢加快，分泌功能增强，能有效改善畏寒现象。当然，除了保证一定的食量，摄入充足的热量外，应有意识地多吃些富含铁质的食物，如动物血、蛋黄、黄豆、芝麻等。

宫寒是各种妇科疾病的根源

“宫寒”顾名思义，就是“子宫寒冷”。“宫寒”是中医学里的病症名称，而中医里所说的子宫，也不仅仅是孕育宝宝的那个“房间”，它的范围要更大些，包括子宫、卵巢等多个器官。宫寒主要是因为女性阳气不足，胞宫失于温煦而出现下腹坠胀、疼痛，得热则缓和；白带多，痛经，月经失调；炎症反复发作、容颜衰老，严重者还可能造成不孕，或妊娠后胎儿发育迟缓等。可见，宫寒是所有妇科疾病以及生殖系统疾病的根源。

那么，哪些女性朋友更容易患“宫寒”呢？

首先，从体质上来说，阳虚体质者易患宫寒。此体质之人，平日就怕冷，手脚容易发凉，这说明体内的“阳气”不足，所以出现“宫寒”的概率比其他体质的人群要大。

其次，生活习惯也会造成“宫寒”。有些女性朋友特别爱吃冷饮，或者为贪图凉快，将空调温度调得过低，或者是为了漂亮，隆冬时节着装单薄，或穿低腰裤，使腰腹部着凉，造成子宫寒冷。

第三，从全身理论来讲，脚后跟是子宫和卵巢的反射区。有些女性家居时经常都是穿着拖鞋，这就使子宫和卵巢的反射区暴露在外，很容易受寒，导致子宫寒冷。

那么，如何才能预防宫寒呢？建议女性朋友注意以下几点：

（1）进入立秋后，少吃冷饮、白菜、白萝卜、绿茶等虚寒性的食物。从冰箱里取出的食物也不要马上吃，最好先放置一段时间再吃。另外，在吃冷食之前最好先吃一些热食垫底，以防止冷食直接刺激内脏。

（2）在平时常吃补气暖身的食物，如核桃、枣、花生等。

（3）女性在经期要特别注意防寒避湿，避免淋雨、涉水、游泳、湿发出门等，尤其要防止下半身受凉，注意保暖。

（4）建议“宫寒”女性要常搓脚心。中医认为，脚是人的第二心脏，搓脚心能刺激脚上的大部分穴位，有助于驱走寒气，令身体暖和。特别是到了冬天的晚上，躺在被窝里就手脚冰凉、睡不热、特别怕冷、两脚不敢伸直、整夜蜷成一团的女性，只需每晚洗脚后仰卧在被窝中，先把左脚伸直，足背放平，用右足心搓左足背 100 次，然后把右腿伸直，足背放平，用左足心搓右足背 100 次，以搓热为度。夜间醒后，可以再做此法，有利于睡眠。坚持搓一个月，你就会发现自己不怕冷了，有失眠的人也不再失眠了。

再告诉大家一个治疗妇科疾病的万能穴位——三阴交穴。“三阴交”就是足太阴脾经、足少阴肾经、足厥阴肝经交会之处，可健脾益血，调肝补肾，此穴可以治三条经络上的病症，可谓一穴多用。中医认为“妇女以血为本”，血在女性一生中的地位是不言而喻的。试想，女性的月经、白带、怀孕、生产、哺乳一直到绝经，都离不开大量血的支持。五脏六腑中，脾为气血生化的源泉，肝主藏血，肾主生殖。女性的很多疾病大都因肝、脾、肾三经有问题。常见的有月经不调、痛经、白带异常、闭经、经前期综合征、更年期综合征、产后血晕、功能性子宫出血等。所以，三阴交又称“妇科三阴交”，就是说，此穴对妇科病很有疗效，如经期不顺、白带、月经过多或过少、经前综合征和更年期综合征等。

三阴交穴在脚内踝尖上 3 寸，胫骨内侧缘后方。取穴时，可四指并拢，小指放在对侧内踝尖上，食指与胫骨内侧面后缘交界处为此穴。有病时按揉该穴会很痛、非常敏感。

按摩三阴交可以治疗妇科疾病。具体按摩方法是：一只手的四根手指握住足外踝，大拇指屈曲垂直按在三阴交穴上，以拇指端有节奏地一紧一松用力按压，适当配合按揉动作，使之有阵阵酸胀麻感，且麻感放射至膝盖和足跟部位。做完一侧换另一侧。每天早晚各按摩 1 次，每次约 3 分钟。

不过，对于怀孕的女性，按摩三阴交穴有引发流产的危险性，应禁用。另外，月经来潮后不要强烈刺激三阴交穴，否则可能引起经血增多。

胃寒易长痘，要从根源治疗

很多人脸上爱长青春痘（即痤疮），这其实就是胃寒的象，例如现在很多人都爱喝冷饮，不管冬天夏天都爱喝，这就容易造成胃寒。而当身体遭遇到外界来的寒气，出于自保，身体就会用自身散发的热来抵御寒气，这种热是燥火，燥火不停地往外攻，皮肤就成为它的出口。所以说，痤疮就是体内的燥火，根源在于胃。经常情绪不好的人也容易长痘痘，这也是由于胃寒造成的。

但是也有很多人，情绪也经常不好，也经常喝冷饮，却很少长痤疮，这怎么解释呢？其实，不长痤疮不一定是好事，并不是说他没有胃寒，而是他已经没有胃火攻出来了。那么他的胃寒怎么疏解呢？虽然不在脸上，但是胃经会一直向下走，经过乳中（乳房的正中线），假如这个胃寒的是个女孩子，她就很可能会发生痛经、月经不调，并且在经期前后乳房胀痛和大腿根酸痛，这就是胃经不调的象。因为胃经经过乳房和大腿根，她的经血下不来，这些地方就会不通则痛。

所以说，不管是长痘，还是痛经、月经不调，都要从胃寒上治疗。对于胃寒，我们应该让它从正确的通道出来。那么，我们应该怎样做呢？很简单，按摩胃经就可以了。

胃经是人体经络中分支最多的一条，共有两条主线和四条分支，主要分布在头面、胸部、腹部和腿外侧靠前的部分。它起于鼻旁，沿鼻上行至根部，入于目内眦，交于足太阳膀胱经；沿鼻外侧下行至齿龈，绕口唇，再沿下颌骨出大迎穴；上行耳前，穿过颌下关节，沿发际至额颅。它的支脉从大迎穴下行，过喉结入锁骨，深入胸腔，穿过横膈膜，归属胃，并与脾相络。它的另一支脉直下足部二趾与中趾缝，此支又分两支，一支自膝膑下三寸分出，下行至中趾外侧，一支从足背分出，至大趾内侧，交足太阴脾经。

当然，所谓按揉胃经，或者是其他经脉，并非是要将这条经脉上的每一个穴位都要按揉，只要选取重要的穴位按摩即可。不过，在按揉经脉之前，一定要弄清楚经脉的循行路线。在按揉胃经穴位的时候，如果是脸上的穴位，可以用指头肚来按揉，时间以 1 分钟为宜，直到使穴位部位产生酸胀感。接着，顺着经络向下按揉，按揉到脖子、胸部、肚子时，可将食指和中指合并起来按揉，力度可稍微大些，这些地方的穴位不需要按到有酸胀感。按揉到天枢穴时，再用拇指来揉，力道加大些，但以不疼为原则。按到腿上时，两只手可以对换，拇指和其他四指分开，左手握右腿，右手握左腿，拇指用力，其他指头不动，这样一直往下揉。到梁丘和足三里的时候力量加大，使穴位局部产生酸胀感，揉完之后再反复做两遍就可以了。

按揉胃经的最佳时间是每天早上 7 ~ 9 点，这个时候胃经经气最旺。但是按摩的时间一定要在饭后一小时才可进行。

寒瘀在身，月经当然会不调

《黄帝内经》中提到，月经的情况直接说明了女性气血是否充盈。还有《女科正宗·广嗣总论》曰："男精壮而女经调，有子之道也。"由此可见月经规律的重要性。

现实生活中，很多女性都有月经不调的症状，这与寒有很大关系。为什么这么说呢？月经的情况直接反映人体气血的情况，而寒则是影响气血的重要因素。

气血与温度有着密切的联系。温暖的体温可以让气血更加畅通。反过来，充足的气血、流动的气血也可以让寒冷的身体变得温暖起来。中医认为，人体的热量来源于气。人的体温是靠气的温煦作用来维持的。人的脏腑、经络也必须在气的温煦作用下才能进行正常的生理活动。血和津液等体液也要依靠气的温煦作用进行正常的循环。这正是"血得温而行，得寒则凝"。如果气的温煦作用失常，就会出现喜暖畏寒、四肢不温、体温偏低，血和津液运行迟缓引起血凝和水液代谢停滞、水肿、痰饮等。很多女性在月经期间，都会有怕冷、面色苍白、腹痛等症状，这就是寒瘀在作怪。中医认为"热则气至""气行则血行"。只有身体温暖了，才有助于真气运行，而真气充足才能推动血的正常运行，月经自然就调和了。

日常生活中，女性该如何养血调经呢？简单来说就是生活要有规律。女性平时要注意劳逸结合，保持睡眠充足，不可经常熬夜、过夜生活；情绪应保持乐观，避免多愁善感以及大喜大悲的强烈情绪；注意保暖，切不可贪凉，尤其是在月经期间避免凉性食品的摄入以及凉水的触碰；不吸烟、少饮酒及浓茶。女性朋友还要积极锻炼身体，多参加户外活动，使气血流动起来，如散步、健身、游泳等都是使得血液流通的有益措施。运动贵在坚持，对于如今快节奏的忙碌生活，这种坚持更为重要和必要。

在这里要提醒一些月经不调的女性朋友，不要因为怀疑自己身体不好，就进行过量滋补。具体情况要具体对待，盲目地服用过多的保健滋补品可能反而会加重病情，一定要谨慎。

泻去体内湿寒气，用姜糖水温暖脏腑

现代生活节奏快，女性面临的事业和家庭压力大，经常加班熬夜，非常辛苦。再加上生活环境“好”，随时有空调吹，有冷饮喝。因此，很多女性不同程度的都有体寒问题。可能平时不觉得，但一遇到阴雨天，受寒就容易感冒、发烧。或者经期容易痛经，小腹冰凉凉的。这都与体寒有原因。只有泻掉体内寒气，让我们的身体重新温暖起来，才能拥有真正的健康。

调节体寒，中医方式最拿手。而中医里最好的方法就是食补。《黄帝内经》说：“药补不如食补”。食补虽然见效慢，但却对身体有百利而无一害。只要坚持下去，一定能泻去体内寒气。

去除寒气，姜糖水是一个很好的选择。姜糖水的主料就是生姜和红糖。做法也非常简单，很容易操作。具体是：把生姜碾成泥，和红糖一同放入杯子里，用开水冲服就可以了。也可以先把姜切成片，放入锅中加水，煮成姜水，再加入红糖，搅拌均匀即可。生姜和红糖的量可根据个人口味的不同酌量加入。不喜欢姜的辣味可以多加红糖，可以接受的话，就可以少加些。

为什么姜红茶驱除寒气效果好？因为姜红茶里的姜。姜是我们日常著名的驱寒食物。我们有这样的经验，吃过生姜后，会有身体发热的感觉。姜中的辣味可以使血管扩张，血液循环加快，把体内的寒气排出。所以，当我们吃螃蟹这类的寒凉之物，一定要配姜汁。当我们淋了雨，或在空调房间里久待感冒了，熬上一碗姜汤，喝下去，盖好被子出身汗，感冒就好了一大半。所以说，要温暖身体，就不能少了生姜。

另外，很多医用中药中，也都使用生姜。《本草纲目》解读：姜能够治“脾胃聚痰，发为寒热”，对“大便不通，寒热痰嗽”都有疗效。可见，姜虽然价格不高，但真的很好用。

红糖，女性们都熟悉，也是女性生活中的必备品。痛经时，喝下一大杯热热的红糖水，痛经立即就缓解了，腹内感觉暖暖的。女人坐月子时，经常要喝红糖小米粥，既滋养，又补血养血。

中医里讲，红糖是性温的，最适合虚寒怕冷体质的人食用。所以，红糖对女人来说绝对是个好东西。

女人如果要改善体寒的体质，让身体暖起来，让气色好起来，不妨常喝姜糖水。如果实在很忙，现在市面上也有现成的姜红糖，直接买来冲泡就可以了，非常方便。

不孕是人生大事，祛寒调气血

女人只有做了妈妈，生命才算是完整的。可是，有些女性总是不能如愿以偿。不孕的原因有很多，有的是因为年轻时意外怀孕而做过人工流产；有的则是月经时多时少、时前时后，不规律；有的是过度节食减肥；有的是身体瘦弱……总的来说，都是由于伤害到了气血，气血不充盈而导致了这些女性的不孕。

中医著作《景岳全书》说："求子者必先求母……倘欲为子嗣之谋，而不先谋基址，非计得也。"意思是说，孩子要在母体里生长发育，母体的健康状态就直接影响到胎儿的健康。如果母体本身气血就不足，那孩子的发育受消极影响是毋庸置疑的。

中医认为，不孕症与肾的关系密切。肾虚不能温煦胞官，或肾虚精血不足、肝郁气血不调，皆致胞脉失养而致不孕。就是说，女性能够成功受孕的一个重要原因是肾气旺盛、精血充沛、月经正常，而气血不足也即肾气不足、精亏血少，导致卵子无法在体内生存，引发不孕。

中医讲，血得温而行，得寒则凝。可见，气血与温度有着密切的联系。温暖的体温可以让气血更加畅通。反过来，如果一个人体寒，就会出现气血凝滞或不足。所以，寒才是不孕最根本的原因。

下面介绍两种方法，可以帮我们加快血液流动，祛除体内寒气，使气血充足，提高身体的温度，如果能够长期坚持，还可以改善女性朋友的寒性体质。相信，总有一天，宝宝会到你家的。

● 热敷法

将热水袋放在腹部或者后腰，一来可以使肌肉放松、促进血液循环，起到温中保暖的作用。另外，腹部有神阙、关元、气海等穴位，这些穴位经常得到热的刺激，有很好的温阳作用，可以提振阳气，人体内阳气充足，寒邪之气自然就会慢慢消散。而神阙穴还可以帮我们祛除体内的湿气，化瘀散寒。经常热敷后腰部的肾俞穴也可以提振肾阳，中医讲"肾为一身之阳"，肾是生命之本，就像人体内的一团火，温煦、照耀着全身，肾阳足，体内的温度自然就会上升。

● 热熨法

最简单的热熨法是将手搓热，然后熨在腰、腹等部位 1 分钟左右，再搓手再热熨，长期坚持，效果和热敷的效果差不多。

还有一种更有效的方法就是中药热熨法，把天然中草药加热后用纱布包好，放在腹部、腰部熨着，草药包所用的“馅”部是天然的中草药，如益母草、黄芪，熨在腹部，能够改善气血不畅、肠胃不适、月经不调、痛经闭经等。透骨草、红花等中药热熨在腰部、背部、腿部，可以活血化瘀、改善肌肉酸痛、风湿性关节炎等。如果觉得自己加热中药麻烦，药店里有专用的“药物热熨袋”，只要加进所需中药就可以用了。

女性最易受到寒气侵袭的部位

寒对女性来说是一大害。生活中我们见到的许多疾病，比如说手脚冰凉、头痛、腹胀、腹泻、痛经、月经不调等病症，都是由寒气引起的。而由于女性属阴，阳气较弱，再加上很多女性穿得越来越少，这就更容易受寒气侵袭。而且，寒气是个“欺软怕硬”的家伙，专找人体比较脆弱的地方进攻，如果不对这些部位加以防范，就会给寒气以可乘之机。

下面，我们就按照从头到脚的顺序，看看哪些部位是抵御寒气的“重点保护对象”。

● 头部

体内阳气最容易从头部散失，如不重视头部保暖，阳气散失，寒邪入侵，很容易引发感冒、头痛、牙痛、鼻炎、三叉神经痛等，甚至会引发脑血管疾病。因此，一定要保护好头部，特别是在冬天外出时，要选戴合适的帽子。

● 颈前部

即喉咙口，是指头、颈的前下部分，上至相当于男性喉结所在之处，下至胸骨的上缘，时髦女性所穿的低领衫暴露的就是这个部位。这个部位受寒风一吹，不只是颈肩部，包括全身皮肤的小血管都会收缩，时间长了，人体抵御疾病的能力就会下降。

● 背部

背部是阳气固护之部，阳气被遏不得宣发则引发背寒。如果女性使自己的背部长时间处于低温状态，导致寒气入侵，会使女性畏寒，并会引起排卵障碍、月经失调，从而引发各种妇科疾病。在生活中，女性，尤其是处于孕、产、经期的女性尤其要注意背部保暖。

具体来说，女性在低温环境下，比如在空调房中，应尽量少穿大面积露肩、露背的服装，以免颈椎、腰椎受寒。如果一定要穿，那么不妨在办公室备一件外套，或者一条质地柔软的丝巾，在感觉到背部有凉意时及时披上，避免背部因吹空调而感觉冰冷。

● 脐腹部

脐腹部主要是指上腹部，它是上到胸骨剑突、下至脐孔下三指的一片广大区域，即时髦女性露脐装所暴露的部位。如果这个部位受寒，则易发生胃痛、消化不良、腹泻等疾病。这个部位面积较大，皮肤血管分布较密，体表散热迅速。冷天暴露这个部位，会使腹腔内血管收缩，甚至还会引起胃的强烈收缩而发生剧痛，持续时间稍久，就可能引发不同的疾病。因此，不管是穿衣还是夜晚睡觉都要注意脐腹部的保暖。

脐腹部血寒相对较少，除了禁止吃生冷食物，还可在医生的指导下，用点儿温经散寒的药物，如艾叶、生姜、当归、肉桂、川芎、熟地、枸杞子、炙甘草、杜仲等。下面推荐两种食疗方，以帮助脐腹部受凉的女性改善不适症状。

● 脚部

双脚远离心脏，血液供应不足，长时间下垂，血液回流循环不畅；皮下脂肪层薄，保温性能很差，容易发冷。脚部一旦受凉，便通过神经的反射作用，引起上呼吸道黏膜的血管收缩，血流量减少，抗病能力下降，以致隐藏在鼻咽部的病毒、病菌趁机大量繁殖，使人发生感冒，或使气管炎、哮喘、肠病、关节炎、痛经、腰腿痛等旧病复发。因此，在冬季人们应该保持鞋袜温暖干燥，并经常洗晒。临睡前用热水洗脚后以手掌按摩足心涌泉穴 5 分钟。在夏季，要改掉贪图一时凉快而用凉水冲脚的不良习惯。

生姜粥

材料 粳米 100 克，生姜 15 克，红枣 5 枚。

做法 粳米加 1000 毫升水烧开后，再将生姜洗净切丝，红枣洗净去核放入，慢熬成粥。

功效 该粥除了具有驱寒的效果外，对于虚寒性慢性胃炎、呕吐清水、腹痛泄泻、慢性气管炎的治疗效果也不错。

红花孕育蛋

材料 鸡蛋 1 个，藏红花 1.5 克。

做法 将鸡蛋敲开一个小口，放入藏红花，搅匀蒸熟即成。

功效 活血化瘀。

山药栗子粥

材料 糯米、山药、栗子各 100 克。

做法 将糯米淘洗干净，稍泡后煮粥。山药去皮切块，栗子剥壳备用。

功效 健脾养胃，养血补血。

女性最实用的祛寒益气补血食疗方

参归炖鸡

材料 母鸡1只，党参、当归各25克，红枣、盐、姜、料酒各适量。

做法 将母鸡清洗干净，与上述材料一并置于砂锅内用小火慢饨，至鸡肉熟烂。分次佐餐，吃肉喝汤。

功效 人参有安神定悸、大补元气之功；当归、母鸡的补血效用更明显。

人参莲肉汤

材料 人参15克，莲子15个，冰糖50克。

做法 将上述材料一并置于碗内，隔水加热蒸1个小时即成。

功效 补脾止泻、益肾补气、养心安神。

补气养血粥

材料 川芎3克，红花2克，当归6克，黄芪4克，粳米100克，鸡汤适量。

做法 共煮粥食用。

功效 补血养血。

阿胶艾叶粥

材料 艾叶 20 克，阿胶 5 克，粳米 50 克。

做法 将洗净的艾叶放入砂锅内，水煎去渣取汁，然后将粳米放入药汁中，用文火熬成稀粥，粥熟后放入阿胶至溶化。

功效 温经止血，散寒止痛。

人参紫河车粉

材料 人参、紫河车各 20 克。

做法 将人参、紫河车打成细粉备用。每次取 2 克，温开水送服，或放入 1 个鸡蛋中调匀后蒸服，或加入粳米中煮粥食用。

功效 益气养血。

艾草煮蛋

材料 艾叶 10 克，干姜 15 克，鸡蛋 2 个，红糖适量。

做法 将干姜切片，和洗净的艾叶、鸡蛋一同放进锅里，加适量清水，先用文火把鸡蛋煮熟。然后，把煮熟的鸡蛋剥壳，再放进锅里药汁中煮 10 分钟，加入红糖即可。

功效 温经，补血，祛寒。

虫草全鸭

材料 老公鸭 1 只，冬虫夏草 10 克，生姜、葱白、盐、胡椒粉、料酒、清汤各适量。

做法 鸭去毛及内脏，将鸭头顺颈劈开，将冬虫夏草装入鸭头和鸭颈内，再用棉线缠紧，余下的和生姜、葱白一起装入鸭腹内，放入盆中，注入清汤，用盐、胡椒粉、料酒调好味，密封盆口，上笼蒸约2小时，出笼后拣去生姜、葱白，即成。

功效 补虚益气滋养。

生姜糯米粥

材料 糯米100克，葱白6段，生姜6片，盐适量。

做法 将糯米淘洗干净，放入锅中先煮开，改用文火煨。加入葱白、生姜片煮至粥烂，加入盐搅匀，即可趁热食用。

功效 补血活血散寒，对风寒感冒有良好的效果。

五红汤

材料 红枣、红豆、红皮花生各30克，枸杞15克，红糖适量。

做法 红枣、红小豆、枸杞、红皮花生，加水煮开后再加入适量红糖即可。

功效 健脾暖胃，益气补血。

猪肝枸杞菠菜汤：补铁补血

材料 猪肝150克，菠菜3棵，枸杞适量，葱、姜、蒜、油、盐、三花酒各适量。

做法 猪肝切成薄片，在水龙头下洗干净，用大量清水浸泡一个小时左右；锅里放水烧开，把浸泡干净的猪肝放进去过水，再在水龙头下冲洗干净；菠菜整棵洗干净，去根；葱、姜、蒜切末，把猪肝、葱末、姜末、蒜末放进汤锅，倒进三花酒，放油，大火烧开，转小火，煮到汤浓，放进洗干净的枸杞，接着放进菠菜，再放盐调味即可。

功效 补铁补血。

第七章 疾病总是随“寒”上身，不同症状要分别养护

感冒：疏风散寒，感冒自然除

感冒是最常见的传染病之一，世界上没有一生没得过感冒的人。可不要小看一个小小的感冒，这里面学问可多着呢。

西医说感冒的致病原因是病毒，而病毒至今没有特效药。中医讲感冒是“受风寒”，这在现代医学中是没有的，而“受风寒”便是感冒的主要原因之一。从中医的角度讲，感冒是由于风寒之邪外袭、肺气失宣所致。治疗时应以疏风散寒为主。

现代人患了感冒就吃感冒药，要立刻消炎。且不说感冒没有特效药，西医的感冒药其实是把双刃剑，对造血系统有损害。如果我们都用中国传统的方法，便不会有那么多不良反应。点一点，按一按，让身体恢复元气，自动调节，自动治愈。

下面讲一下用刮痧的方法治疗风寒感冒：先用单角刮法刮拭风池穴。并用面刮法刮颈部大椎及肺俞、肩胛部。再用单角刮法刮胸部中府。最后用面刮法刮拭手指少商，再刮下肢足三里。

风池穴可以疏风散寒；大椎穴可以退热；刮拭前胸中府及背部

肺俞属俞募配穴，可宣肺祛邪散寒；刮拭足三里可扶助正气。

风寒感冒刮痧中涉及的穴位位置：风池穴位于项部，当枕骨之下，与风府穴相平，胸锁乳突肌与斜方肌上端之间的凹陷处。大椎穴位于第七颈椎棘突下，两肩峰连线的中点。为人体阳经之汇，所有阳经在这里交汇的一大要穴。肺俞穴位于背部，当第3胸椎棘突下，旁开1.5寸。中府穴位于人体的胸外侧部，与第一肋间隙平行，距前正中线6寸处。足三里穴位于外膝眼下10厘米，用自己的掌心盖住自己的膝盖骨，五指朝下，中指尽处便是此穴。

下面几个小妙方也可以治疗感冒。

（1）热毛巾敷法：感冒初起，又流鼻涕时，可以采用热毛巾敷法：用干净的毛巾放入开水盆中，拿出稍凉后敷于头顶，一般在晚睡前热敷10分钟为佳。

（2）蒸气吸入法：在热水瓶中装满开水，将鼻孔置于热水瓶上方，做深呼吸10~15分钟，吸入蒸气，每日1次。

（3）食醋熏蒸法：取食醋200~400毫升，置于火炉上关闭门窗，熏蒸半小时至1小时，可有效地防治感冒。

另外，感冒需要尽快排出病毒，最好最有效的方法就是多喝温开水，一天喝上几大杯的温开水，多上几次厕所，是排出病毒最有效的方法。如咽喉肿痛明显时可以在温水中稍稍加一点盐，喝这种淡淡的温盐水，能很快缓解咽喉的疼痛。

来经不再痛的秘方——痛经刮痧调治法

大多数女性多多少少都有痛经的经历，有的甚至疼得要死要活，出现下腹及腰骶部疼痛，严重者腹痛剧烈，面色苍白，手足冰冷，甚至昏厥，这称为“痛经”，每个月都要遭受一次地狱般的折磨。多数痛经出现在月经时，部分人发生在月经前几天。月经来潮后腹痛加重，月经后一切正常。

腹痛的特点与月经的关系十分密切，不来月经就不发生腹痛。因此，与月经无关的腹痛，不是痛经。西医认为经痛是因为经血中带有大片的子宫内膜或含有血块，不能及时排除，引起小肚子痛。

中医认为“不通则痛”，就是说气血不畅，气滞瘀血，导致胞宫失养，就会痛。那么，是什么导致不通呢？原因有很多，如肝肾气血亏虚，不能很好地滋养胞宫，或者由于各种压力，使得肝气郁结在一起，以致气血运行也不顺畅，从而造成痛经。而导致女性痛经的主要原因是体内有寒气。体内有寒气，则导致气血不畅，气滞瘀血，导致胞宫失养，寒凝胞中，湿热下注，肝肾虚损使经行涩滞。很多人平时没有痛经的情况，偶尔经期受寒，则会腹痛难忍，就是这个缘故。

经常痛经的人平常可以煎服些简单的小方，如用红枣10个、小茴香10克、干姜2片，每天用温开水煎服或冲服。可以根据不同症状，在医师指导下，服用一些中成药，比如良附丸、加味逍遥丸、人参归脾丸、乌鸡白凤丸之类，这在药店里很容易买到。

如果你经常痛经，那要注意平时不能太贪凉。我年轻时，不来例假不想吃萝卜，不想吃冰棍，一来例假反倒想吃。实质上你想吃什么就是身体里需要什么，但不要大量吃冷食。另外，要注意肌体的保温，有人睡觉爱露个大肚脐，那就不是很好，穿露脐装也不是很好。还有一个原因就是长期挨冻。女孩子为了漂亮，冬天很冷了还只穿两条裤子，现在年轻不觉得怎么样，到老了肯定要受罪。因为你欺负了自然，欺负了这个规律，那么规律就要惩罚你了。

肩周炎：祛除寒湿，让肩膀不再疼

现在很多人都是伏案工作，尤其是白领们，时间久了，都会有不同程度的肩周炎。

肩周炎，常常又称“五十肩”“漏肩风”“冻结肩”。前期，肩周炎确实是不易觉察，就是有点不舒服而已。所以，很多人都觉得自己很健康，直到时间久了，老了，问题才出来了：肩膀疼痛，常常随着劳累或者天气的变化而加重，夜晚重白天轻，不能朝病患一侧躺卧。还很怕冷，即使在夏天也不敢吹风。甚至出现典型的“扛肩”现象，特别是梳头、穿衣、洗脸、叉腰等动作均难以完成，严重时肘关节功能也可受影响。

肩周炎，表面上是由于经常保持一个动作，久而久之导致的。中医来讲，久坐不动，长期伏案，导致气血失养，容易受风寒湿等邪气侵袭，容易导致筋脉失养，引发肩周炎、颈椎病等。所以，有肩周炎疾病的人，不仅容易肩部疼痛、肩关节活动受限，还怕冷，天气一冷就越加疼痛。

很多人觉得肩周炎不是什么大事，日常生活中也不注意，但时间长了，就会发现这些小毛病发展成大病了。所以一定要提高警惕。

如果你有肩周炎，经常肩膀、脖子不舒服，发僵、发硬，有时候能听到骨关节嘎巴嘎巴响，可以买一块刮痧板，隔一段时间就给自己刮刮，有助于治疗肩周炎。针对肩颈部位的刮痧，需要请你的家人帮忙。

在刮痧的时候，一般刮到皮肤出现紫红色或紫黑色痧点就可以了，而且要等这次的痧褪完以后再刮。坚持刮一段时间，最后刮出的痧会变成正常的红色，或者肩膀明显会觉得疼，这证明你的肩周炎已经好了，就不用再刮了。

那么，具体到底是如何刮痧的呢，现在就给你揭开谜底。

取疼痛那一侧的肩井穴、肩贞穴、天宗穴。肩井穴位置在大椎穴与肩峰连线三中点，肩部最高处；肩贞穴位于人体的肩关节后下方，臂内收时，腋后纹头上 1 寸；天宗穴位于肩胛骨冈下窝中央凹陷处，约肩胛冈下缘与肩胛下角之间的上 1/3 折点处取穴。

用单角刮法，刮的时候可以从疼痛那一侧的肩井穴开始，向下刮到肩贞穴、天宗穴，可以短距离刮。以汗孔微张，皮肤稍稍发红发热为度，不强求出痧。

采用刮痧的同时，你还可以结合其他的方法。

● 爬墙练习

患者面对墙壁站立，用患侧手指沿墙缓缓向上爬动，使上肢尽量高举，到最大限度，在墙上作一记号，然后再徐徐向下回原处，反复进行，逐渐增加高度。

● 家用葱姜泥治方

老葱头，老生姜各半斤，捣烂如泥，用小火炒热后加高度白酒再炒片刻。在睡觉前趁热（以能忍受为度）敷在疼痛处，用毛巾包扎好。第二天一早上取下，这样反复使用。一剂药可用 3 ~ 4 个晚上。

● 钓鱼

钓鱼也可以有效防治肩周炎。有个朋友常伏案，肩膀时常酸痛。在同事的影响下爱上了钓鱼。只要有时间，骑上摩托到十几公里外的地方垂钓，乐此不疲。不知不觉，再也感觉不到肩部疼痛了，且活动自如，右臂高举、后抬丝毫不觉困难。他自己分析着：车子颠簸造成的震颤，使双臂感到强烈的震动和抖弹；钓鱼需抽竿、收竿、甩竿、摘鱼，所有动作无一不是在上下左右地运动着胳膊。这几大因素共同作用，竟成了医治病痛的灵丹妙药。

落枕：防寒保暖，让脖子动起来

落枕是一种常见疾病，多好发于年轻人。睡一晚上后醒来发觉颈后部肌肉痉挛，有些酸胀、疼痛，活动起来很不方便。

落枕不是什么大毛病，一般情况下，不用管它，过一两天自己也会好。很多时候，落枕是由于枕头过高或者保持一个睡姿时间过长，有的地方拉伸了。所以，一定要有个好枕头。好枕头不能太高也不宜太低。一般枕头的高度，建议女性6~8厘米，男性8~10厘米为宜。枕头最好中间部分有凹型，预防轻易滑落，承托颈部。枕头也不能太宽，宽度最好在相当于肩至耳的距离。枕头要柔软，不能太硬。自己也可以在枕头里面放点中药的当归、黄芪、甘草等碾成细末，这样可以有效地促进颈部的血液循环。

有些劳累过度和体质弱的人更容易落枕。不少人有这样的经验，平时身体挺好的，一段时间内工作很忙，压力很大，经常加班熬夜，然后又雪上加霜，落枕了。为什么呢？本身疲劳过度，身体变弱，最容易受到外邪的侵袭，尤其是风邪和寒邪。平时我们疲劳的时候，就会感觉很怕冷，这是阳气受损的缘故。加之，睡眠姿势不对，风寒入体，血液循环不畅，出现脖子疼，肌肉也是又硬又紧的，就是落枕。虽然落枕不是什么大病，但是，脖子不能动，动一下就难受，也是让人感觉很烦。

下面讲一个刮痧治疗落枕的方法。用牛角刮痧板垂直按揉落枕方向手背的落枕穴、中渚穴，再刮拭后溪穴。落枕穴在手背侧，第二、第三掌骨之间，指掌关节后一点的地方。该穴是治疗落枕的特效经验用穴。后溪穴是小肠经上的一个穴，位于小指外侧，即第五掌指关节处，很容易找到。中渚穴位于手背部位，小指与无名指根间下二厘米手背凹陷处，用力按压，会有力量脱落的感觉。后溪和中渚穴可治疗颈项强痛。按完后不久就能见效。经常性落枕的人平时也可以试着刮痧。这对伏案工作的人很有用。

另外，还可以通过颈背部的刮痧治疗落枕，这个需要通过别人来操作。家人之间互相刮痧还能增进感情。

用面刮法从疼痛那一侧的风池穴，自上而下刮拭到同侧肩井穴。重点从内向外刮拭肩井穴。风池穴位于项部，当枕骨之下，与风府穴相平，胸锁乳突肌与斜方肌上端之间的凹陷处。肩井穴在大椎穴与肩峰连线三中点，肩部最高处。风池和肩井穴均为祛风之要穴，是治疗颈项强痛的常用穴。

对于长期容易落枕的人还可以试下这个小方法：直立站好，同时耸肩缩颈，然后脖子慢慢转到左边的肩看到右边的肩，再从左边慢慢转到右边，再转回到左边依次做七八次就行了。如果刚开始不能做七、八次，可以由少到多，每天坚持活动，疗效很好。

食用醋疗法也比较有效：取食用醋 100 克，加热至不烫手为宜，然后用纱布蘸热醋放在颈背痛处热敷，最好是用两块纱布轮换进行热敷，使得痛处一直保持湿热的感觉，同时稍稍活动颈部，每次 20 分钟左右，每日 2 至，两日内就可以治愈。

常言道：治病不如防病好。预防落枕并不难。平时注意做好防寒保暖工作，即使是天气炎热的夏天，也不要将颈部很长时间对着电风扇吹着睡觉，以免颈部着凉引起颈肌痉挛诱发落枕。还要注意补充钙及维生素。

鼻炎：排除寒气是根本

不少人有不同程度的鼻炎。重一些的，会打喷嚏、流清涕，轻一些的只是鼻痒，鼻塞，不舒服。鼻炎不是什么大病，尤其程度轻的鼻炎，对日常生活没有丝毫影响。很多人就会渐渐觉得自己的鼻子很正常，没有鼻炎了。

有没有鼻炎有一个明显的区别。就是到了秋冬季节，尤其是寒冷的冬天，气温下降，天气变冷。有鼻炎的人，一不注意就会加重，常常打喷嚏，流清涕，好像感冒了一样。并且，秋冬季节也是鼻炎发生率最高的季节。反之，到了夏季，有鼻炎的人程度就会很轻，不药而愈，就好像没有鼻炎的人。可见，鼻炎与季节有很大的关系，也就是鼻炎与温度有关系。从根本上来讲，寒是引发鼻炎的一个重要原因。

当我们着凉、受寒时，身体的第一个反应就是打喷嚏、感冒。这是身体的本能反应，也是身体的一种自我保护。当寒气入侵人体后，因为寒气久久凝滞体内，必将影响气血循环，损伤人的身体。因此，身体本能就会想要把寒气排出去，怎么排呢？就是通过打喷嚏、感冒等排出去。有人说，打喷嚏，就是排寒气，就是这个道理。可见，打喷嚏也并不完全是坏事。

当然，如果一个人身体好，血气能量足够，气色好得不得了，寒气就不容易侵入体内。因为血气能量足够，气血循环好，身体就是暖的，这样的人身体免疫力高，不容易受到外界邪气的干扰，寒气自然也就很难侵入。同样，如果血气能量不足，气血循环不好，这样的人的身体抵抗力差，不仅寒气容易侵入，其他的外界邪气也会侵入，导致最复杂，最难治愈的体质。

因此，要想治愈鼻炎，与身体的血气能量高低有很大关系。有鼻炎的人，如果自身血气能量高，寒气就会慢慢通过打喷嚏、感冒等排出去。寒气排清，鼻炎也就不药而愈了。而没有鼻炎，不想得鼻炎的人，更要让自己体内的血气能量升高，这样，寒气就无隙可乘，鼻炎永远找不上你了。当然，如果自身血气能量低，寒气就无法排出去，新的寒气也容易进来，久而久之，体内的寒气越来越多，鼻炎也会越来越重。

有的人去除寒气，治疗鼻炎方法就是吃药，吃一些抗过敏的药或感冒药。其实，这治标不治本，仅仅是将症状消除，寒气仍然留在身体内。之后，很容易复发。并且，经常吃西药，还会加重体内的寒气，鼻炎的症状也会更加严重。

从中医的角度来讲，治疗鼻炎的根本就在于排除体内寒气。怎样排寒气呢？从饮食上来讲，就是多喝红糖水、姜糖水等这些暖身驱寒、补血活血的食物，慢慢让身体暖起来。

另外，运动也是很好的方法。运动可以促进气血循环，有助于排出寒气。日常可以通过简单的身体运动，如瑜伽等，促进气血循环。也可以适当参加些运动量大的运动，如爬山、跑步等，在促进气血循环，排出寒气的同时，还可以排出湿气。

第八章 最重食疗，简单食物就能让身体暖起来

羊肉：补益暖身，增强免疫力

羊肉是我们日常普遍食用的主要肉类之一。与猪肉和牛肉相比，羊肉有很多优点。它肉质要细嫩，含有人体所需的各种营养素，且容易消化吸收。现代人们尤其看中它脂肪、胆固醇含量都较少，而蛋白质含量较多，这对很多想要预防和正在经受三高等疾病的人来说简直是福音。

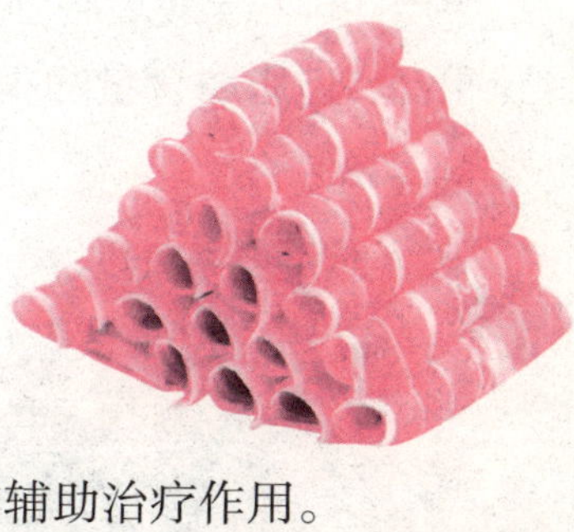

从归经上来讲，羊肉入脾、肾经，有温中健脾，补虚，益肾气的效果，对于脾经、肾精方面的疾病，如四肢冰冷、形瘦怕冷、肾虚腰疼，阳痿精衰、病后虚寒，产妇产后大虚或腹痛，产后出血，产后无乳或带下等有很好的补益和辅助治疗作用。

李时珍在《本草纲目》中说："羊肉能暖中补虚，补中益气，开胃健身，益肾气，养胆明目，治虚劳寒冷，五劳七伤"。羊肉的暖

身效果是大家都认可的。羊肉有补中益气的作用，可以补益人体的阳气，促进气血循环，驱走体内寒气，让身体暖起来。大家吃完羊肉后，会感到身体热热的，面色红润，气色超好，抗寒能力要比平时强很多。可见，羊肉的暖身效果多么好。

羊肉的暖身效果好，也与羊本身有关。不管是山羊、绵羊，还是野羊，都天性耐寒，它们主要产于寒冷的高原地区，这些地区的居民主要食物也是羊肉。所谓一方水土养一方人，高原、寒冷地区生存的动物，身体内逐渐产生了适应环境的因子，这个地区的人吃这个地区生长的食物，能更好地补益身体，增强对当地环境的抵抗力。

现在，很多地方都开始吃羊肉，尤其是冬天，最是吃羊肉进补的好时机。俗话说，“冬吃羊肉赛人参”，冬季常吃羊肉，不仅可以增加人体能量，抵御寒冷，而且可以补益身体，增强身体免疫力。

牛肉：暖脾胃，强筋骨

牛肉几乎是全世界人都爱吃的食品，味道非常鲜美，它蛋白质含量很高，但脂肪含量却很低，所以深受人们喜爱，享有“肉中骄子”的美称。

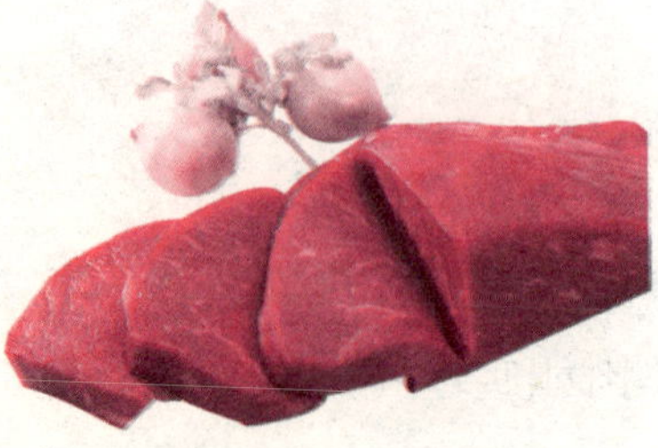

从中医角度讲，牛肉归脾、胃经，有补脾胃、益气血的功效，对虚损瘦弱、脾弱不运、水肿、腰膝酸软等病症有一定的食疗作用。古有“牛肉补气，功同黄芪”之说。凡体弱乏力、中气下陷、面色萎黄、筋骨酸软、气虚自汗者均可食用牛肉。

牛肉有增长肌肉、强筋骨的效果。很多运动员和健身人员都将牛肉作为膳食中的一部分。确实，牛肉含有丰富的优质蛋白，并且脂肪含量低。另外，牛肉中还含有一种叫肌氨酸的物质，并且，含量比任何其他食品都高。肌氨酸对增长肌肉和增强力量特别有效，这可以使训练中的人能坚持得更久。

健身的人对蛋白质需求量很大，相应的，蛋白质的需求量越大，饮食中需要增加的维生素 B_6 就越多。而牛肉中恰好含有足够的维生素 B_6，可帮你增强免疫力，促进蛋白质的新陈代谢和合成，从而有助于紧张训练后身体的恢复。

其实，不仅是健身，平常也可以多吃牛肉。你会发现，经常吃牛肉的人要比不吃牛肉的人身体要强壮很多，极少生病，应了吃牛肉，就像牛一样强壮了。

姜：解表散寒，润肺止咳

民间对姜一直赞誉有加："冬吃萝卜夏吃姜，不用医生开药方"。如果家里有人受凉、感冒了，第一个想到的肯定是姜。

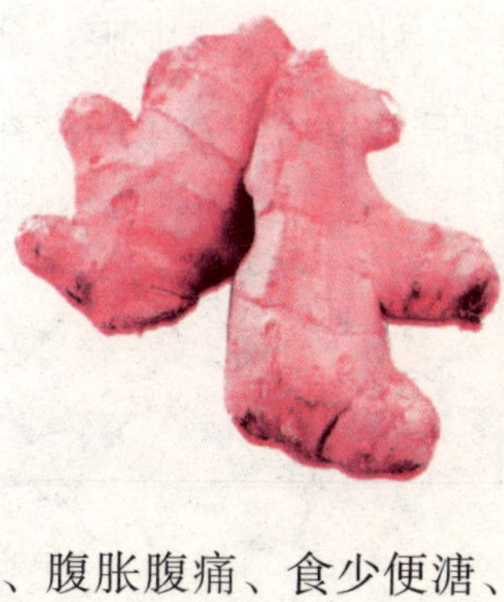

姜是著名的驱寒良药，性热，味辛。入脾、胃、心、肺经。中医认为，姜有温中逐寒，回阳通脉，燥湿消痰，温肺化饮等作用。干姜适用于脾胃虚寒，症见寒饮咳喘，形寒背冷，痰多清稀，寒呕冷泻等症。多见于风寒感冒、慢性胃炎、胃下垂等。另外，干姜对寒湿困脾，症见呕吐吞酸、腹胀腹痛、食少便溏、泄泻水肿、小便短小等病症，对腹水、急性肠炎、病毒性肝炎、营养不良性水肿、妊娠水肿等疾病也有疗效。

红糖姜汤是我们平时最常见的驱寒饮品。做法也很简单：生姜5片，红糖适量，姜片煎汤后加红糖调味，代茶饮。红糖具有养血、活血的作用，姜有很好的驱寒效果。当淋雨、受凉后，喝一杯红糖姜汤，身体能很快暖起来。另外，经常喝红糖姜汤还有美容的作用呢！

姜虽好，但也不能多吃。特别是秋天，最好别吃，因为秋天气候干燥、燥气伤肺，加上再吃辛辣的生姜，更容易伤害肺部，加剧人体失水、干燥。

另外，还有“早上吃姜，胜过吃参汤；晚上吃姜，等于吃砒霜”的说法。这是因为姜能增强和加速血液循环，刺激胃液分泌，兴奋肠胃，促进消化，还有抗菌作用。早上吃一点姜，对健康有利。但晚上吃，因为姜本来属热，会让人上火，劳命伤身，所以最好不要吃。

桂圆：滋养脾肾，补中益气

桂圆，又名龙眼，是滋补之佳品，可与人参媲美。桂圆也是人们日常生活中常用的滋补食物之一，用来熬粥、煲汤等。

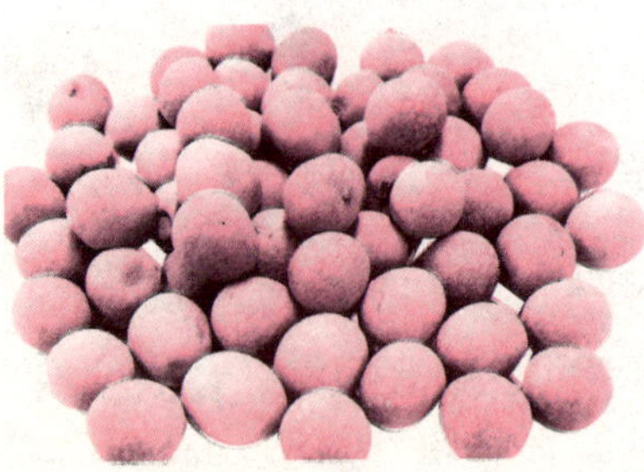

桂圆性温。归心、脾经。所以，桂圆有补益心脾，养心安神的作用。对于与心血虚有关的神经衰弱，如失眠、健忘、惊悸等症有良好效果。轻症者睡眠欠佳、易兴奋，可以用桂圆肉配百合煎服。

此外，对一些脾虚所致之下血失血症，如大小便下血，肺痨咳嗽、痰中带血，以及病后体弱者的调补，桂圆都有一定的帮助。

另外，桂圆还有壮阳、养血、润肤、美容的作用。现代医学证明，桂圆有延年益寿之功效。

不过，桂圆虽好，但本身体内有痰火及湿滞者最好不要吃，否则会加重病情。

枣：补中气，养血

人们对枣非常喜爱，老话有“一日三枣，长生不老”的说法，可见，枣在人们的日常生活中多么重要。

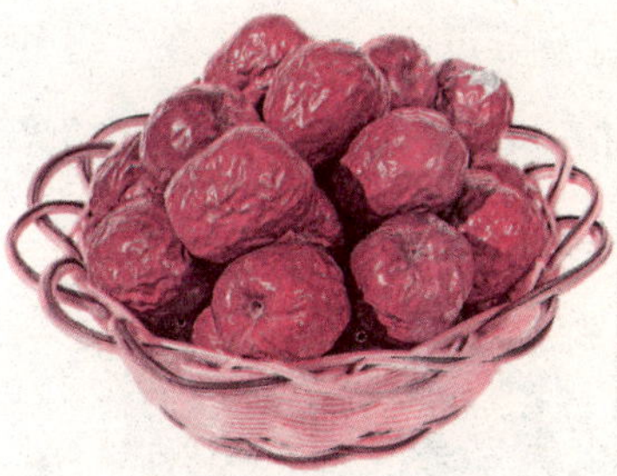

李时珍在《本草纲目》中说：枣味甘、性温，能补中益气、养血生津，用于治疗“脾虚弱食少便溏、气血亏虚”等疾病。常食大枣可治疗身体虚弱、神经衰弱、脾胃不和、消化不良、劳伤咳嗽、贫血消瘦、血虚失眠多梦，还可以补肝降压、安神壮阳、养肝防癌。

红枣的食用方法有很多，蒸、炖、煨、煮均可。很多女性在平时熬粥时喜欢加入几颗枣，不仅让粥的口感更好，也有助于补气血，对女性有很好的滋补效果。经常吃枣的人，往往比不常吃的人，看起来气色更好，面色更为红润，让人嫉妒。

不仅如此，从西医的角度讲，红枣营养价值很高，富含蛋白质，多种氨基酸，胡萝卜素，维生素 A、维生素 B_2、维生素 C、维生素 P，铁质，钙质，磷质等，对肝脏、心血管系统、造血系统都很有益处。

红枣虽好，但吃多了会胀气，因此应注意控制食量。生、鲜红枣进食过多，易出现腹泻，还会伤害脾脏。

葵花子：多得太阳之气，温暖我们的身心

葵花子就是我们平时吃的瓜子，只是我们平时吃的都是炒制好的葵花子。

很多人都爱吃葵花子，尤其是女性朋友，放假休闲的的时候，买上一袋葵花子，边吃边看电视或者看书，既惬意、悠闲，又能放松身心，缓解一周来工作的劳累和压抑。葵花子还和唠嗑脱不了关系，拉上几个闺蜜好友，大家一起磕磕瓜子，聊聊八卦，倒倒苦水，悠闲的时光总是不够。过年了，葵花子和糖果更是必不可少的。走街、串亲戚，很久不见的亲朋好友，吃着瓜子，聊着天，让感情迅速回温。

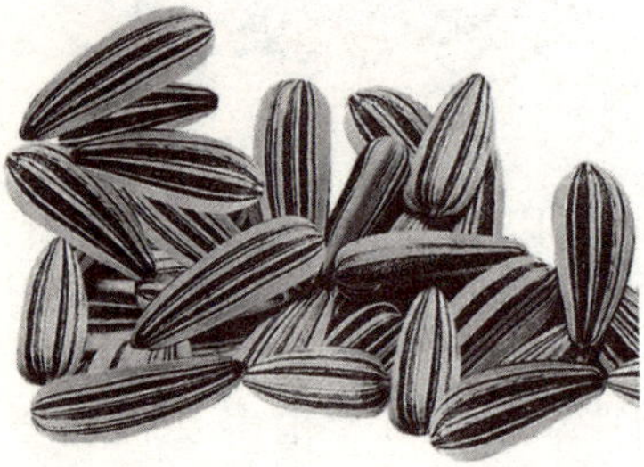

可以说，葵花子是我们日常生活中很常见的食物，是生活重要的调味剂。但是，你可不要忽视它，它的营养价值很高，对人体的作用很多哦！

平时注意养生的朋友都知道，瓜子属于坚果类的一种，有美容养颜的效果。这主要是因为葵花子中含有蛋白质、脂肪、多种维生素和矿物质等，其中，尤其维生素 E 含量非常丰富。据说，每天吃一把葵花子就能满足人体一天所需的维生素 E。维生素 E 有美容养颜作用，它可以保持皮肤细嫩，防止皮肤干燥和生成色斑，还有抗老化的作用。

除了美容养颜外，葵花子的好处还有很多。中医认为，葵花子

有补虚损、补脾润肠、止痢消痈、化痰定喘、平肝祛风、驱虫等功效。葵花子对稳定情绪、延缓细胞衰老、预防成人疾病大有益处，还具有治疗失眠、增强记忆力的作用。葵花子对癌症、高血压和神经衰弱有一定的预防功效，所以男女老少都可以将葵花子作为常吃的休闲食品。

葵花子还有一个作用，是我们平时不常说，甚至不知道的。葵花子可以养阳、驱寒。这要从葵花子的生长说起。生长的葵花子就是我们常说的黄色的向日葵的种子。向日葵我们大家都很熟悉的。尤其它有个特点，它生长的时候，花盘总是向着太阳，跟着太阳转的，太阳在什么方向，它的花盘就转到什么方向。这也是“向日葵”名字的由来。向日葵的花盘，也就是它的种子，生长的时候总是向着太阳，因此，它比别的植物更多地吸收了太阳之气，自然阳气充足了。所以，我们如果常吃葵花子，也有助于养阳气，补元气。阳气充足，自然有利于气血循环，去除体内寒气了。长久下去，我们的身体也会像向日葵一样，如艳阳高照，温暖和煦。

聪明的你一定注意到了，我们讲的养阳、驱寒的是生的葵花子，而不是炒好的葵花子。我们平常吃的葵花子都是炒制好的葵花子，有各种口味，原味的，还有各种加了甘草、奶油、绿茶、巧克力等不同配料炒制的。如果只是作为零食吃，依据自己的喜好选择就可以了。但是，如果你是想把葵花子作为日常保健品，想要达到驱寒养阳的效果，那么，最好选择没有经过炒制的原味的生葵花子，这样才能达到好的功效。

除了吃生的葵花子外，还有一种选择，就是我们日常的食用油——葵花子油。葵花子油是营养学家大力推荐的高档健康油脂。葵花子油中的植物胆固醇和磷脂，能够抑制人体内胆固醇的合成，有利于抑制动脉粥样硬化，适宜高血压、高血脂、动脉硬化患者食用；葵花子油中的主要成分是油酸、亚油酸等不饱和脂肪酸，可以提高人体免疫能力，抑制血栓的形成，可预防胆固醇、高血脂，是抗衰老的理想食品。

同样，葵花子油和葵花子一样，有同样的功效。如果平时你很少能获取生的葵花子，也可以把葵花子油作为日常主要的食用油。

除寒暖身，药膳食谱不能少

红枣水补气养血

材料 红枣10枚。

做法 红枣洗净，然后用手掰开，或用小刀在其表皮划出直纹来帮助养分溢出，然后加适量的水煮1小时左右即可。

功效 红枣可以补元气，如果经常喝红枣水，对于经血过多而引起贫血的女性，可起到改善面色苍白和手脚冰冷的补益功效。而且红枣中所富含的特殊物质可减少过敏介质的释放，还能治疗过敏症。

肉桂米酒粥祛寒温补

材料 粳米100克，肉桂5克，米酒、精盐各适量。

做法 将粳米淘洗干净后入砂锅，加水适量，用旺火煮沸，改用小火熬煮，待粥成后加入肉桂再煮2~3分钟，然后加入米酒、精盐，搅匀即成。

功效 驱寒壮阳，益肾固精。肉桂性热，味辛、甘。补元阳，暖脾胃，除积冷。米酒通血脉，御风寒，散湿气。对肢冷畏寒、性欲冷淡、阳痿早泄、腰膝酸软等有食疗食补的作用。

当归生姜羊肉汤温中祛寒

材料 当归20克，生姜30克，羊肉500克，黄酒、调料各适量。

做法 将羊肉洗净，切为碎块，加入当归、生姜、黄酒及调料，炖煮1~2小时，食肉喝汤。

功效 有温中补血、祛寒强身的作用，适用于神疲乏力、面色苍白、畏寒肢冷等血虚及阳虚的人群。

生姜萝卜饮散寒养脾胃

材料 生姜3片，白萝卜100克，苦杏仁6~10克，白糖少许。

做法 将上述所有材料共捣碎，放入锅中，加入400毫升水，文火煎至100毫升时，加白糖调味即可。

功效 养脾胃、散寒、化痰、止咳，可治疗风寒引起的咳嗽等。

山药羊肉粥补脾益胃

材料 鲜山药、大米各100克，羊肉50克，大枣10枚。

做法 将鲜山药洗净去皮，切成小碎块；羊肉洗净切碎，将山药、羊肉、大枣与大米同煮为粥食用。

功效 此粥有温补脾肾、益胃固肠之功效。中老年人脾肾不足，表现有消化不良、五更泄（指每日黎明即腹泻，泻后则安）、形体消瘦者，可常喝此粥。

姜汁砂仁温胃散寒

材料 鲜生姜100克，砂仁5克。

做法 将鲜姜捣烂为泥，用纱布挤汁。将姜汁倒入碗内，加水，放入砂仁，隔水炖半小时，去渣饮汤。

功效 可温胃散寒、行气止呕，适用于胃寒呕吐、腹痛、妊娠呕吐等。

干姜粥温补散寒

材料 干姜3克，高良姜5克，粳米100克。

做法 干姜、高良姜加水适量，煮至沸约半小时，取汁去渣，入粳米同煮至粥熟。

功效 温补脾胃，散寒止痛。主治脾胃虚寒，脘腹冷痛，呕吐呃逆，泛吐清水，肠鸣腹泻。

党参干姜公鸡汤温中散寒

材料 公鸡1只，党参30克，干姜10克，草果3克，陈皮、桂皮各5克，胡椒粒10粒，盐少许。

做法 公鸡去毛、去内脏，洗净后放入锅中，再放入其他材料，加入适量水后，煮至鸡肉软烂即可。可佐餐食用，吃肉喝汤。

功效 温中散寒，健脾理气。

干姜大枣汤散寒燥湿

材料 干姜15克，花椒6克，大枣10枚，红糖30克。

做法 干姜、大枣、花椒洗净，同入砂锅，加水适量煎沸25～30分钟，取汁入红糖即成，温服。

功效 温中散寒、健脾燥湿。

土豆牛肉煲暖身强筋骨

材料 牛肉300克，土豆1个，红萝卜50克，生姜、葱各10

克，盐1小匙，胡椒粉2小匙，料酒、牛油各4小匙。

做法 牛肉洗净，切成块；土豆去皮，洗净，切成块；生姜切片；红萝卜去皮，洗净，切成块；葱洗净，切成段。瓦煲注入清水，加入料酒、牛肉块、姜片、葱段，先用小火煲40分钟，再加入土豆块、红萝卜块、盐、胡椒粉、牛油，用中火煲20分钟至牛肉熟透即可。

功效 暖身散寒，强筋骨。

砂仁肚条温中健脾

材料 砂仁10克，猪肚1000克，胡椒粉、花椒、胡椒、姜、葱丝、盐、米酒各适量。

做法 猪肚洗净，放入沸水内略烫，捞出，刮去外膜。锅内放入猪肚和清汤，再下花椒、姜、葱丝，煮熟，起锅，切成条。锅内留汤500克，烧开，下肚条、砂仁、胡椒粉即可。

功效 健脾理气，温中散寒，行气止痛。主治胃脘冷痛，胀闷不舒，不思饮食，呕吐泄泻等。

乌鸡汤益气补血

材料 乌鸡1只，生姜、盐各适量。

做法 将乌鸡去杂，去内脏，洗净后，切成块，放入沸水中烫去血沫；生姜切片，与乌鸡块共放入锅中，加入适量水，武火煮开后，转文火煮至鸡肉软烂，加盐调味即可。佐餐食用，吃肉喝汤。

功效 补中益气，养肝滋阴补血，可提高机体免疫力。

桂圆粥养血安神

材料 桂圆肉30克，小米50～100克，红糖适量。

做法 将小米与桂圆肉同煮成粥；待粥熟，调入红糖。

功效 桂圆可补益心脾、养血安神，暖身散寒。

黑豆桂圆大枣汤益气养血

材料 黑豆、大枣各50克，桂圆肉15克。

做法 把三者洗净放入锅中，加水3碗同煎至1碗，分早、晚两次服用。

功效 本汤有健脾补肾、补心气、养阴血的作用。适用于血虚心悸、阴虚盗汗、肾虚腰酸、须发早白、脾虚足肿等症。

乳鸽山药汤补中益气

材料 乳鸽1只，山药30克，砂仁15克，生姜5克，盐适量。

做法 将乳鸽宰杀，去毛及内脏，洗净；生姜洗净，切成片；油锅烧热，放入姜片，煸炒出香味，加入山药和乳鸽，以及适量水，武火煮沸后，转文火炖2小时，然后加入打碎的砂仁，再炖15～20分钟，加盐调味即可。

功效 益气补中，健脾和胃。

红枣蜂蜜茶暖身补气美颜

材料 去核红枣150克，冰糖50克，蜂蜜250毫升。

做法 将所有材料，除蜂蜜外，加水350毫升煮熟，收干水分，捣成枣泥。再加入蜂蜜拌匀，盛在干净的玻璃瓶中，饮用时取1茶匙加入温开水即可。

功效 大枣、蜂蜜都是温性食物，在寒冷的季节，喝一杯这样的茶可以补元气，增加热量抵抗风邪，而且常喝此茶美肤养颜、气血充足、神旺体健。

四元汤益气养血

材料 莲子、桂圆、红枣、百合各15克。

做法 将上述所有材料，共用小火煎汤，分早、晚两次饮用。

功效 此汤养心宁神，可以治疗心气虚或心肾不交所致的心悸、失眠等症；还可以增强记忆力，缓解疲劳，提高工作效率；且可益气养血，适用于产后血虚、病后体弱等。

姜汁扁豆化湿散寒

材料 新鲜扁豆500克，姜30克，盐、味精、酱油、醋、香油、白砂糖各适量。

做法 扁豆洗净、去蒂，撕去两边的筋，一折两截。姜捣成茸；锅置旺火上，注入沸水，倒入扁豆汆熟捞出，摊开晾干水气，趁热撒上精盐拌匀，晾凉待用；把姜茸、精盐、醋、酱油、白糖、香油、味精放入碗内，调和均匀即成姜汁，将姜汁倒入扁豆中，拌匀装盘即可。

功效 生姜发汗解表，温中散寒，健胃止呕，解毒；扁豆利水化湿。本品色泽碧绿，质地脆嫩，清香扑鼻，清淡爽口。适宜于脾阳亏虚导致的怕冷。

红椒蒸香干健脾散寒

材料 大香干4块，红辣椒3个，葱花、鸡精、白糖、生抽适量。

做法 大香干洗净、切片、装盘；红辣椒切碎、起油锅炒香，将红辣椒铺在香干上，加鸡精、白糖，放入蒸锅蒸10分钟，撒上葱花，浇上生抽即可。

功效 红辣椒温中健胃、健脾消食、散寒去湿。香干是豆制品，有补气健脾、养血利水的功效。此菜富含蛋白质和各种人体必需的氨基酸，有增强抵抗力的作用。适宜于脾阳亏虚导致的怕冷。

咖喱牛百叶汤益气健脾

材料 牛百叶250克，洋葱1个，咖喱粉、牛肉汤、精盐、鸡精、植物油适量。

做法 牛百叶洗净、切丝。洋葱洗净、切成末；起油锅，油至五成热时，将洋葱放入油锅炒香至黄色，关火，下咖喱粉煸成咖喱油状。点火，加牛肉汤、精盐，煮沸后放入牛百叶稍滚片刻，加鸡精调味即成。

功效 牛百叶益气补虚，健脾和胃，帮助消化。洋葱有平肝、润肠的功能，洋葱中含有微量元素硒，人体内硒含量增加，癌症发生率就会大大下降。此菜去寒强身，是良好的保健食品。适用于脾阳亏虚、肾阳虚衰导致的怕冷。

嫩姜炒肉丝强身去寒

材料 嫩姜、瘦猪肉各200克，红椒、青椒各1个，葱白、精盐、料酒、鸡精、植物油、米醋适量。

做法 嫩姜、红椒、青椒、葱白均洗净切丝；瘦猪肉洗净切丝，肉丝用精盐、料酒腌渍片刻；起油锅，油至七成热时下姜丝煸香，再放入肉丝、红椒丝、青椒丝、葱白丝一起煸炒至熟。加精盐、鸡精调味，起锅后加适量米醋即可。

功效猪肉益气养血，补益肝肾；嫩姜发汗解表，温中散寒，健胃止呕，解毒；红椒、青椒有温中下气、散寒除湿的作用。此菜有强身去寒之功效，适宜于心阳不足、脾阳亏虚导致的怕冷。

辣子炒鸡块滋阳御寒

材料童子鸡1只，红椒、青椒各2个，干红尖椒10个，葱花、姜片、精盐、香油、料酒、鸡精、植物油、米醋、高汤、芡粉适量。

做法将童子鸡宰杀、褪净毛、取出内脏、剖洗干净、去头去爪，沥干备用；红椒、青椒切块，干红尖椒切碎；将童子鸡放入开水锅中煮至七成熟，捞起沥干后切块；起油锅，油至六成热时下葱花、姜片煸香，再加入干红尖椒煸炒几下，把鸡块倒入锅内一起煸炒，加精盐、料酒、鸡精、米醋、高汤稍焖，待汤汁快收干时放芡粉勾芡，淋入香油起锅即可。

功效童子鸡能养肺阴，除肺燥，祛痰咳，消虚渴，有固精益气、生津止渴之功效。辣椒中富含的辣椒素有行血、散寒、解郁、健胃的功效，此菜有滋阳御寒、增强食欲、排毒杀菌的作用。适宜于心阳不足、脾阳亏虚、肾阳虚衰导致的怕冷。

虫草灵芝鹌鹑煲温阳补肾

材料虫草5克，灵芝10克，西洋参3克，鹌鹑1只，盐、葱、姜、味精适量。

做法鹌鹑去毛、内脏，洗净沥干备用；葱洗净，打葱节，姜洗净切片；灵芝、西洋参洗净切片；虫草洗净泥沙，隔水蒸30分钟左右后，再与灵芝、西洋参、葱姜一同置入鹌鹑腹中，炖烂，加盐、味精等调味即可。

功效 虫草补肾益肺，止血化痰；鹌鹑补五脏，益中气，清利湿热；本品温阳补肾、提高机体免疫能力。适宜于肾阳虚衰导致的怕冷，对肾虚畏寒、腰酸乏力以及肿瘤患者的康复颇有裨益。

木瓜生姜蜂蜜粥祛湿散寒

材料 粳米100克，木瓜片（干）、姜各10克，蜂蜜适量。

做法 木瓜片冲洗干净，装入纱布袋中；把淘净的粳米、洗净的生姜片和木瓜片纱袋一起入锅，加水适量，煮成稠粥后，取出药袋，趁温加入蜂蜜，调匀即成。

功效 此粥具有祛湿舒筋，散寒止痛的作用。木瓜可治湿痹，近代实验研究发现，木瓜有较强的镇痛作用。生姜辛温散寒，也有镇痛作用。本食疗方适宜于脾阳亏虚导致的怕冷，同时对寒湿内盛导致的关节酸痛、腰酸背痛也有很好的辅助治疗作用。

杜仲炖猪肾益气补肾

材料 猪肾2个，杜仲15克，核桃肉30克，料酒、细盐适量。

做法 猪肾切开去肾盏，洗净，加料酒稍腌渍；5分钟后，将腌渍后的猪肾与杜仲、核桃肉一起放入砂锅，炖熟后，拣去杜仲、核桃肉。取出猪肾，蘸少许细盐即可食用。

做法 杜仲补肝肾，强筋骨，安胎；核桃肉补肾固精，养颜乌发，温肺定喘，润肠；本品补肾助阳，强腰益气。适宜于肾阳虚衰导致的怕冷。

第九章 简单经穴疗法，轻松赶跑体内寒气

神阙穴：温阳祛寒功效显

用“先天之本源，后天之气舍”来形容神阙穴再恰当不过了。

首先，为什么说是“先天之本源”呢？我们知道，胎儿在母体的时候，是靠脐带连接到胎盘。也就是说，脐带是胎儿唯一直接连接母体的地方，通过脐带接受母体的营养，从而开始了胎儿的成长。婴儿出生后，脐带被剪断，后形成了肚脐，也就是神阙穴的所在。脐带被切断，胎息也就停止，后天的肺呼吸开始，标志就是婴儿的第一声啼哭，一个小生命由此开始。

《会元针灸学》曾记载：“神阙者，神其舍其中也，……脐居正中如门之阙，神通先天，父母相交而成胎时，先天脐带如荷茎，系母之命门，天一生水而生肾，状如未敷莲花，顺五行以相生，赖母气以相转。十月胎满，则神注于脐中而成人，故名神阙。”“神”乃心灵生命力，“阙”是君主居城之门，可见，神阙穴是生命力居住的地方。

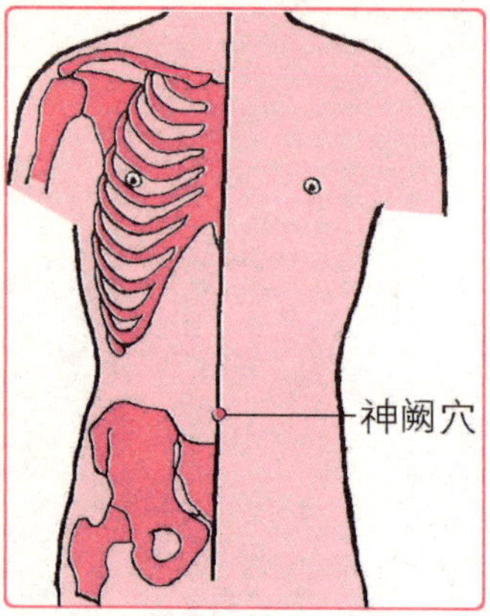

“脐下肾间动气者，人之生命也，十二经之根本也。”实际上，在人体当中，神阙穴也是心肾交通的门户，为经气的汇海，五脏六腑之本，并且，神阙穴和人体重要的经脉、五脏六腑相互联系、相通。一旦出现问题，就会引起阴阳失调，导致各种疾病接踵而至，千万不可小觑哦，要记得，神阙穴是“后天之气舍”。

神阙穴为元神所在，刺激它时，原来婴儿生下来后已经关闭的吸收营养的通道再次开启，激发出人体的元神、元气。它的力量是强大的，不然不能发育成胎儿的生命。元神和元气一直伴随着人走完生命的全程，而很多疾病都源于元气的衰弱，但只要重新激活元神和元气，疾病能很快治愈。前面我们说过，元气，就是阳气，所以说，神阙穴具有很好的温阳驱寒效果。

可惜的是，神阙穴这么重要的穴位，很多我们常用的经络疗法，如按摩、刮痧不太能用，神阙穴可是非常珍贵的穴位呢！

之前，有一种关于神阙穴的艾灸方法，是以纯白干燥食盐填平脐孔，再放上姜片和艾炷施灸。但这种方法并不是很卫生，而且危险性很大。逐渐地这种艾灸方法延伸出用穴位贴敷的疗法，成为敷脐疗法，也就是我们平时常说的“脐疗”。将药物贴敷于神阙穴，通过脐部吸收或刺激脐部以治疗疾病，有异曲同工之效。

另外，还有一种隔药饼灸的方法，用于治疗慢性腹泻。做法是将药物制成饼状物，放在神阙穴上，然后施灸。

命门穴：天天刮拭命门穴，强腰补肾还抗寒

命门。命，人之根本也，以便也。门，出入的门户也。说简单点，命门就是人体的生命之本，生命出入的地方。这一点也不夸张。我们知道，肾是人的先天之本，人体当中最重要的物质基础——精，就藏在肾当中。肾精是不是充足，直接决定着人体是不是健康。而命门穴在背后正中线，也就是腰部的两肾之间，是肾的门户，是人体补肾大穴。

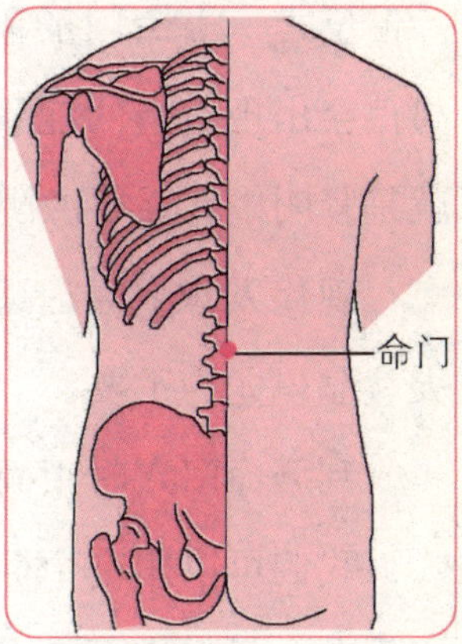

命门穴的确切位置位于腰部，当后正中线上，第二腰椎棘突下凹陷处。指压时，有强烈的压痛感。再说得通俗一些就是与肚脐眼，也就是神阙穴的位置所在，是相对的地方。如果你还不确定位置的话，教你一个方法，拿一条细绳，以肚脐为标准围绕腰部做一个圆圈，在背后正中线的交点的地方就是你要找的命门穴。

有一个利用人体两大重要穴位，即神阙和命门护身保健的方法。方法如下：拍打前方的神阙和后方的命门。可以使周身之气畅通无阻，气带动血液循环，祛除体内寒气，增添人的活力。同时，还可以调和阴阳，激活人体的元阴元阳，也就是肾阴肾阳。

有人说奇怪了，肾同样也有阴阳之说吗？有很多人在看些养生、药膳一类的书籍时，会看到“肾阴虚”“肾阳虚”这类的字眼，就不明白了，不就是肾虚吗？补不就行了。

有这想法的朋友一定是对中医不了解的。在你不了解的时候可千万不要乱补。下面，就讲一下肾阴虚和肾阳虚的问题。

在八卦当中，肾属坎，主水。两肾与命门的关系，就相当于一个坎卦，命门穴就是中间那一根阳爻，而左右双肾就是两边的阴爻。肾阴肾阳，分别藏在命门和肾当中。

阴阳需要调和，肾阴时，就需要补阳，也就是人们常说的温肾补阳。命门就是肾阳藏身的地方，通过刺激命门穴，使肾阳充足，补益肾虚。当命门的阳气不足时，表现出来的症状就是腰膝酸软，浮肿，男性阳痿，女性宫寒不孕等等，也就是“肾阳虚”的表现。

反之，当命门的阳气充足时，就会导致津液缺乏，干涸枯燥，男性会出现遗精的症状，而女性很可能月经量剧减甚至闭经等，这就是肾阴虚，需要滋阴。

现代人肾阳虚远远多于肾阴虚。所以，补肾壮阳，加大命门之火就显得尤为重要。

刮痧命门穴时用面刮法，由上而下刮拭。

我们可以用一个简单的方法来补肾，就是挤压命门。当你每天用手在命门穴搓两三分钟后，您会觉得腰越来越有劲，而且，不知不觉间，身体的抗寒能力也提高了很多，不再像以前一样怕冷了。真是命门一开，整个人都不一样了。

另外，也可以采用艾灸的方法：取一定量的附子，切成细末，用黄酒调成大概 1 厘米厚的饼，中间用针刺出一些小孔，然后放在穴位上，用艾炷来灸，每次灸 3～5 分钟，每个月灸一次就可以了。这样的做法可以缓解很多阳虚的症状，比如女性手脚冰凉，老年人关节怕冷，男性尿频尿急等等。

百会穴：激发人体的阳气，寒气远离你

金庸在《天龙八部》中描绘了一位绝世高手——藏经阁扫地僧，面对武艺超群的慕容博、萧远山，他只在他们头顶上一拍，俩人顿时倒地，不省人事。小说虽为虚构，但扫地僧所拍之处确为人体头部要穴——百会穴。百会穴，归属督脉，为手足太阳经、督脉经、足厥阴肝经之会。因此，也叫“三阳五会”，意为百脉在此交会。

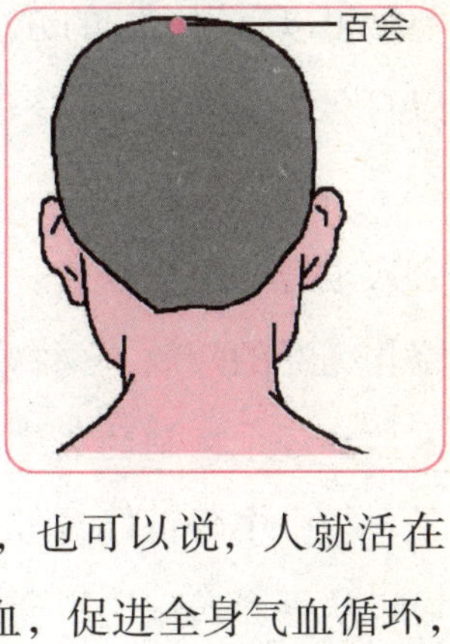

这里，我们说下任督二脉，喜欢武侠小说的人肯定都特别熟悉。李时珍说：“任督二脉，人身之子午也，此元气之所由生，真息之所由起。”督脉主一身之阳气，任脉主一身之阴气；督脉主管人的一身之气，任脉主管人的一身之血，这两条经脉掌管着阴阳、气血，决定着人的生老病死。因此，也可以说，人就活在这两条经脉上。打通任督二脉调理全身的气血，促进全身气血循环，以保证身体的阴阳平衡，这是养生的根本。

而任督两脉在头顶相交于“百会穴”，它能够接受天地自然间的精气，所以被称为大天门。“天门”打开了，人体才有可能与宇宙交换能量信息，实现“天人合一”而养生。另外，任督二脉下交于会阴穴，它能疏通经脉，促进阴阳气的交接与循环。

百会穴为阳接天气，会阴穴为阴收地气，两者相互依存、相互为用，统摄着真气在任督两脉上正常运行，维持体内阴阳气血的平衡。百会穴和会阴穴是人体的一条中轴线，无论是站着、坐着还是躺着，都要保持这根中轴线的中立，倘若它偏失一方的话，

就属于阴阳偏失。

百会穴是激发人体阳气的重要穴位，可以益气壮阳，让寒气远离你，还可以调节心、脑血管功能，醒脑开窍、安神定志、升阳举陷、通督定痫、延年益寿。该穴常用于治疗头痛、眩晕、目眩、惊悸、健忘、宿醉、低血压、尸厥（状如昏死。可见于一氧化碳中毒引起的窒息、脑震荡等）、中风不语、癔症、耳鸣、失眠、鼻塞、脱肛等。

那么说，百会穴在哪呢？它在距前发际五寸，后发际七寸处。如旋毛居中者，旋毛中央恰为百会穴，该处的颅骨凹陷在头部最为明显。

可以采用按摩的方法，很简单：端坐，可用拇指端呈圆周状按揉，以百会穴发热为度。还可将右手空心握拳轻轻叩击，每次约 108 下。

一些脑中风患者，有肢体偏瘫合并失语的症状，用中药熏蒸百会穴也有一定的疗效。通过百会穴治病可达到一穴补诸阳，全身经络均畅通的疗效。药物贴敷法是将人参、红花、三七等中药研成细末放到一个特制药袋中，并将其固定在一个线帽里，让患者戴上帽子，袋中中药正好对准头部百会穴处，这样中药通过气味渗透，就可以从百会穴输送到全身，从而达到治疗疾病的作用。

肩井穴：肩胛老寒痛，常按肩井来祛寒

人身体上有一口井，一眼泉。泉指的是涌泉穴。井指的就是这里要讲的肩井穴了。肩井穴位于第七颈椎棘突下和肩峰连续中点。取穴时一般采用正坐、俯伏或者俯卧的姿势，肩井穴位于肩上，前直乳中，当大椎与肩峰端连线的中点，即乳头正上方与肩线交接处。

如果把身体看做是一口井，肩井穴就相当于一个井口，要保持井口通畅不受赌，才能让经脉通畅，因此平时需要按摩这个穴位，

保持井口的干净。不要以为肩井穴起作用的只是肩部周围的地方。要知道身体很多经脉是否通合都与肩颈所在的经脉有关。

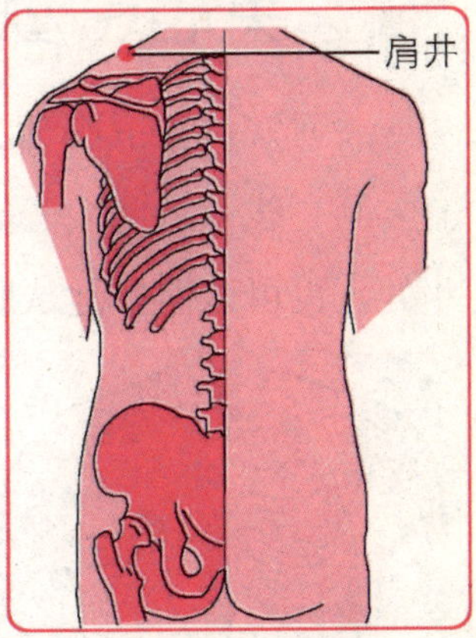

现在，很多人由于长期伏案，有肩周、颈椎方面的问题：平时精神太集中或者压力太大的时候，颈部会不自主的往前探，这时候整个肩部就会拘谨，收紧，造成肩部肌肉过度紧张，或者痉挛，肩颈这个位置就会出现酸痛这样一个感觉。有的人不仅感觉到疼痛，还有冷，风气在骨缝里窜动，这就是肩胛老寒痛。肩胛老寒痛主要原因肩部劳累过度，又受到寒气侵袭所致，尤其常处于空调环境中的人，很容易受凉，长久下来，肩胛老寒痛就找上你了。

按揉肩井穴会感到放松舒服，疼痛得到缓解。有些人工作疲劳，常让自己的家人帮忙捏肩，即拇指和四指并拢放在肩这儿。捏起来，再放下去，再捏起来，这样反复做，会感到肩部很舒服。

刮痧时以刮痧板角部按压。还有一种温刮法：滴大林经络通穴位按摩油，持扶阳罐温刮肩井穴及其四周，进行无痛刮痧，将该部位的寒气、湿气排出体外，1 周 2 次，每次 3～5 分钟。“百病皆起于瘀”，经过扶阳罐的温刮，畅通血脉，使瘀塞直接排出，就达到治病养生的疗效。

在操作之前，配合一些热疗法，效果会更好。如用热毛巾敷，对肩部进行淋浴、泡浴等。时间也不要过长，20 分钟足矣。

对此穴位，还可采用按摩法：按揉肩井穴时先以左手食指压于中指上，按揉右侧肩井穴五分钟，再以右手按揉左侧肩井穴五分钟，力量要均匀，以穴位局部出现酸胀感为佳。每日早晚各一次。

关元穴：勤刮关元，使元气充足，寒气难进体

关元穴位于下腹部，前正中线上。仰卧的时候，从肚脐到耻骨上方画一线，将此线五等分，从肚脐往下五分之三处，也就是脐下3寸处。也可以简单地从肚脐向下量出四指宽的距离，就是了。

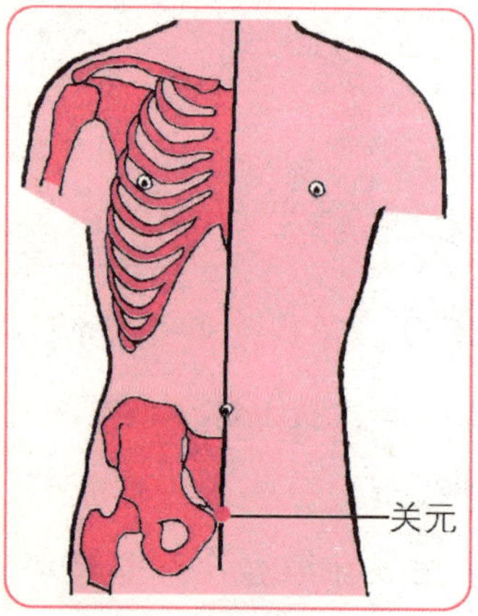

元就是元气，是万物生长的根本。关则是枢纽，机关，开合之处，这里主要是关闭，关藏，闭藏的意思。关元就是元阴元阳出入的地方，为人一身元气之所在，是保健强壮要穴，具有固护元气的作用，是人体生化之源。也就是人们常说的下丹田。

关元是任脉上的穴位。武侠小说中常说到“打通任督二脉”。关元穴就是任督二脉的起始点。

武侠中还有“气运丹田”的说法，丹田越充足，内功越高。所谓声音能传千里，也靠丹田之气。

呼吸是人的一种正常的生理现象，同时又是重要的养生之道。人的一呼一吸承载着生命的能量。瑜伽中有一种呼吸方法叫“腹式呼吸法”。即在吸气时轻轻扩张腹肌，在感觉舒服的前提下，尽量吸得越深越好。当气体达到关元时，丹田内便贮存更多的元气，元气充足，寒邪等难以进入人体，当然人更加强健。

坐办公室的人，由于坐姿的局促和固定，通常是浅短、急促的呼吸，每次的换气量非常小，所以造成在正常的呼吸频率下，依然通气不足，体内的二氧化碳累积；加上长时间用脑工作，机体的耗

氧量很大，进而造成脑部缺氧。于是白领们经常出现头晕、乏力、嗜睡等办公室综合征，并且一受寒，很容易着凉、感冒。闲暇不妨做一下深呼吸，充足丹田之气，让整个人焕然一新，身体也越来越健康。

总之，关元穴对于虚脱、身体虚弱、神疲乏力、元气不足、性功能低下、腹泻肠鸣、遗精、阳痿、小便频数、月经不调、痛经、带下、不孕及慢性病的恢复，有强壮作用。

尤其对于男性来说，关元是一个首要的穴位。它有培补元气、强壮身体的功效。尤其从三十岁开始，身体机能进入衰退阶段。俗话说“人过三十天过午”，这是就要多注意养生保健了。

其实，简单的按摩就能达到效果，具体按摩方法是：以关元为圆心，左或右手掌分别向逆时针及顺时针方向按摩 3 ~ 5 分钟。然后，随呼吸按压关元穴 3 分钟。按摩后，你会感觉到整个人都清爽多了。

还可以用刮痧板点揉关元穴。注意腹部刮痧用力要均衡柔和，点揉时稍用力即可。坚持刮痧，有很好的强壮身体机能的作用。坚持下去，可以补充元气，增强体质，延年益寿。

艾灸也是一种不错的方法，尤其对于关元穴来讲。可用扶阳罐每天温灸 3 ~ 5 分钟。

对于女性，关元穴也有很好的疗效。但是，由于关元和子宫等靠得很近，所以未婚未育的女性不能乱灸关元穴，因为那样很可能造成不孕症。而对于怀孕者，不管是什么时候，都不要采用。

肾俞穴：温补肾阳，去寒气

中医历来重视肾气的保养，而肾俞穴为肾的保健要穴。

肾俞一词出自《黄帝内经·灵枢·背俞》篇，它是足太阳膀胱经的经穴，位于膀胱经第一侧线、第二腰椎棘突下旁开1.5寸处。《扁鹊心书》中说："肾俞二穴，凡一切大病于此灸二三百壮，盖肾为一身之根蒂，先天之真源，本牢则不死。"意思是说，一切大病在肾俞两个穴位灸治二三百壮（壮为艾炷灸时计数的单位，每灸一个艾炷，称为一壮）后，就能起到益肾固本的作用，肾是先天之本，本若牢固人则可不死。因此，肾俞可以用来治疗多种疾病。

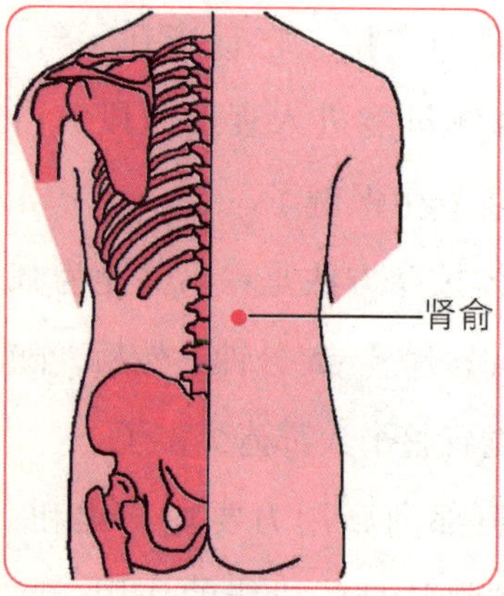

同时，它也是背俞穴的其中之一。而《类经》中说"十二俞皆通于脏气"。背俞穴都分布在腰背部膀胱经上，各脏腑的背俞穴与相应的脏腑位置基本对应。肾俞穴所处的位置与肾脏所在部位也是对应的，是肾气在背部输注、转输的地方。因此，肾俞穴不仅能滋肾阴，还能补肾阳、益肾气。中医认为肾阳为一身阳气之本，若是肾阳不足，阴寒邪气必将在体内兴风作乱。为了防止阴寒阻碍气血循环，就要注意护好肾阳。

另外，冬天属水，肾也属水，到了冬天水的阴寒之性会有所加重，为此三九天肾容易被外界寒邪所伤，所以三九天灸肾俞穴也是防止肾病的重要举措。

除了艾灸外，还可以用手多按揉肾俞穴，不用在意按摩的手法，每次按3~5分钟便可。如每日散步时，双手握空拳，边走边击打双肾俞穴，每次击打30~50次。像很多上班族容易久坐伤肾，过早地出现了腰痛的问题，很多老年人也常年受到腰痛、尿频等困扰，都可以通过按揉肾俞穴来进行治疗或保健。

温溜穴：清除体内的寒气

秋天到了，有些人手脚的温度也仿佛随着天气开始转凉，但不停地喝热水、穿再多的衣服，冰凉的手脚还是会让全身都跟着发冷。尤其到了冬天停止活动的时候，下肢特别是脚部便会感到寒冷。但即使气温并不太低，鞋的保暖作用也很好，有的人仍感下肢寒冷、麻木，这究竟是为什么呢？研究表明，手脚冰凉与体内寒气重关系甚大。体内有了风寒，寒气会导致血液流动缓慢，血液流动缓慢就会造成手脚冰凉。

体内有了寒气，当务之急是要驱寒。驱寒的方法很多，比如食疗、吃药等，但这些方法都过于麻烦。不过，中医有一个简单的祛寒方法，那就是按摩穴位。其中，大肠经上的温溜穴就是驱寒的，它可以把停滞的寒流驱赶出去。

那么，温溜穴在哪呢？很简单，先屈肘，在前臂背面桡侧，当阳溪与曲池的连线上，腕横纹上5寸处即是。

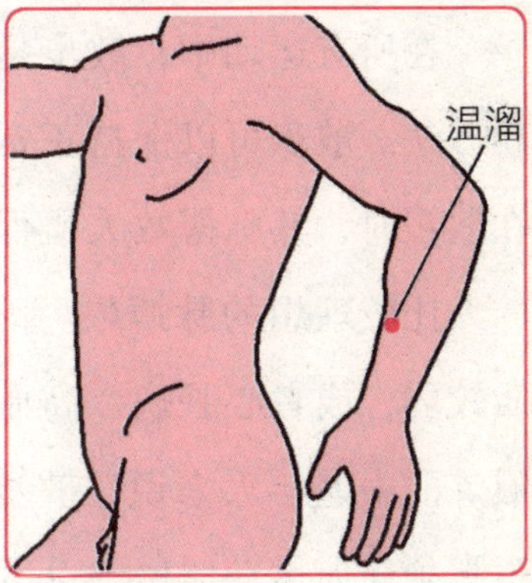

平时经常手凉，手心爱流冷汗的人，一定要多揉温溜穴。除按摩之外，还有一个更好的方法就是刮痧，从肘臂往下刮，一刮过温溜穴，手就热乎乎了。另外，夏天怕冷的人在温溜穴艾灸，可以调动身体的阳气。艾灸时间以5~10分钟为宜。

中医理论指出，温溜穴具有清热理气的功效，除了可以驱除体内寒气之外，它还可以辅助治疗肠鸣腹痛、寒热头痛、口腔炎、腮腺炎、扁桃体炎、面神经麻痹、下腹壁肌肉痉挛、前臂疼痛等病症。

第十章 身体动一动，寒气自然消

轻松走一走，火力自然有

人们说常说，“饭后百步走，活到九十九”。可见，散步自古以来就是养生、保健的手段。

在所有运动中，散步是让身体负担最少、对身体最有好处的运动方法。散步可以保持正常的心跳频率。一个50岁左右的中年人，在散步时，其脉搏数大概保持在102次左右，而这正是这个年龄段的人比较理想的脉搏数。因此，不管是儿童，还是老人，不管是体质较弱，或者心脏病、高血压及肥胖病等，或者不宜进行大运动量锻炼的中老年人来说，散步更是一种较好的锻炼方法。另外，散步也无须任何运动器械，也不要什么特定场地，大多数人都能做到。

别看散步这么简单，又无消耗多少能量的运动，却几乎锻炼了全身，如四肢自然摆动，全身关节筋骨都得到适度的运动，这样使经络疏通，关节灵活，气血和畅，火力自然就来了。

除此之外，散步还有很多作用：能加强肺的换气功能，使呼吸变得深沉，心肺功能得到锻炼加强；可以锻炼心肌，促进血液循环，改善冠状动脉的血液循环；能促进消化腺的分泌，使胃肠道的蠕动加强，食欲增加。

平时我们散步的时候要注意以下几点。

（1）散步要做到穿着适宜，宽松舒适。春日虽气温回升，但寒气未尽，尤其是早晨，气温相对较低，所以要适当多穿衣，切勿穿得过于单薄而受寒。穿衣既求保暖，更求舒适，衣服太小，过分紧身，或衣料太重，都会有碍散步行走的。

（2）每日早晨散步或者步行时，应尽量选择一个空气新鲜洁净的环境。在城里，应选择车辆稀少的林荫人行道，或是林木花草茂盛的公园，或是湖泊岸边。倘能在春季行走于山野田间曲曲弯弯坎坎坷坷的小路上，能听到蛙、鸟、虫鸣，或者是潺潺水声，林木的涛声，这便是散步的绝佳境地了。

（3）雨天的空气经过雨水的流涤变得洁净新鲜，路面更洁净，空气更清新。此外，雨前残阳照射和细雨初降时所产生的许多阴离子，享有“空气维生素”之美称，令人安神逸志，心旷神怡，并有助于降低血压。到户外冒着细雨散步，还有利于消除阴雨天气而引起的情绪郁闷症。细雨犹如一种冷水浴，可对颜面、头皮肌肤进行按摩，进而大大增强肌体对外界环境的适应能力。雨中散步要预防着凉，如无遮盖，时间不要太长，一般在30~40分钟左右为宜。

（4）散步虽说是个和缓运动，但对老年人、小孩或有慢性病的患者，均要遵循循序渐进的方式，散步的时间、速度，均要由少而慢开始，逐步延长时间加快速度，以腿脚及全身感到暖和，或者舒适、微汗、微累为度，为了加大地面对脚底的刺激，宜穿软而薄底的轻便鞋。

多转脚踝，畅通血脉，去寒气

经常做运动的人，都有这样的经验，运动前，拉拉筋，尤其是腿部的，让身体热起来，以免运动过程中受伤。但是，很少会有人特意提及：转转脚踝，把脚踝活动开，以免扭伤。

人的脚踝非常重要，是人体最重要的承重部位。一旦受伤，不仅疼痛难忍，还会使行动受限，甚至影响下半生。同时，人的脚踝也是非常柔软，同样也很脆弱的，一不注意，就很容易扭伤。并且，受伤后，不好治疗，恢复时期也比较长。

从中医的角度来讲，人的脚踝处有 6 条经络通过，包括肝、脾、肾、胆、膀胱、胃，是下半身血液流通的重要关口。可以说，脚踝部位经络和血液是否畅通，关系着人体下半身血液循环的畅通与否。人体下半身血液循环的畅通与否，也对全身的气血流通有很大的影响。可见，人的脚踝部位是多么重要。如果人的脚踝衰老、僵硬，血流不畅，那么，回心的静脉血液就会像“塞车”一样瘀滞在脚踝附近，不仅使心脏负担加重，还会使全身血液不畅，身体各个器官得不到滋养，最容易发病。

从另一个角度来讲，气血循环不好，就意味着寒气最易入体。中医里讲，寒凝则血滞。寒气入体，又会导致气血循环不畅，恶性循环下去，会越来越严重。

所以，只有经常转动脚踝，做脚踝运动，让脚踝由僵硬转化为柔软灵活状态，进而改善气血运行，血行则寒气排出。

那么，我们应该如何做脚踝运动呢？

首先，我们讲一种最简单、最常见的脚踝运动。我们上体育课的时候，体育老师通常会先让我们做热身运动，其中就有一个锻炼脚踝的。两腿分开，以一只脚为重心，另一只脚，以脚尖为准，缓慢匀速做圆周运动。可以按顺时针和逆时针分别做。之后，再换另一脚，做同样的动作。做到什么程度呢？以你的感觉为准，觉得脚踝完全活动开了，有热热的感觉就可以了。

另外一种方式也很简单。你可以坐在椅子上或床上，边看电视边做。用一只手握住脚踝，另一只手握住脚掌，按顺时针或者逆时针缓慢转动；之后，再换另一只脚。

转动脚踝随时随地都可做，只要你想起来，就可以做。并且，也不怎么浪费时间。

脚跟走路，增肾气，能祛寒

每天早晨在公园中，常常可以见到一些老人在练习倒走，而且是用脚跟走，这种用脚跟走路的方法到底对人体的健康有没有帮助呢？答案是：这种简单的方法对人体的健康非常有益。

在中医经络里，脚后跟部位是肾经对应的经络穴位，用脚后跟走路，相当于按摩脚后跟的经络穴位，有助于强壮肾精，让肾气充足。中医里讲，风气入肝，燥气入肺，湿气入脾，寒气入肾，暑火气入心。寒气最容易入肾，同样，祛寒最有效的、最直接的方法也是增肾气，以此达到除寒，防止寒气侵袭的作用。

常用脚后跟走路，肾精强壮，肾气充足，身体不受寒气侵袭，你会感到气色红润，头发不再干枯毛躁，腰也比以前强壮了……坚持下去，会有延年益寿、抗衰老的效果哦！

用脚后跟走路，具体有以下几种方法。

● 前进和倒走法

身体要自然直立，头要端正，下巴内收，双目平视；上体稍为前倾，臀部微翘，两脚成平夹角 90 度外展。两脚脚尖翘起，直膝，依次左右脚向前迈进，或依次左右脚向后倒走，两臂自由随之摆动，呼吸要自然。

● 前进后退法

进三退二，动作要求及要点同前。向前走三步，后退两步，也可左右走，或前后左右走。在室内、室外均可进行。

● 下楼梯锻炼法

身体自然直立，头要端正，下巴内收；上体稍前倾，臀部微翘，两脚成平夹角 90 度外展。两脚脚尖翘起，直膝，精神集中，目视楼梯台阶，依次左右脚上下迈步，这种练习力度较大，主要适合于中青年人。老年人身体好，手脚灵便者也可进行“下楼梯锻炼”，但必须注意安全，有家属在旁陪练则更好。

● 散步锻炼法

平时走路用脚跟走，散步时有意识地用脚尖着地，两者交替进行。这样既能调节情趣，又能提高锻炼效果。

清晨拍拍手，祛寒保暖有奇效

我们常常哼唱这个歌曲：“如果感到快乐，你就拍拍手。如果感到幸福，你就拍拍手……”随着拍子，一边唱，一边拍手。别小看这首歌里面的意义哦，歌曲本身不仅能让人开心、快乐、幸福，歌词里也蕴含了一个重要的养生手法：拍手。

乾隆皇帝有诗说："掌上旋日月，时光欲倒流，周身气血清，何年是白头？"这讲的是手与人周身气血的关系，意思是人的双手掌握着天地日月，不仅可以使时光倒流，还能让身体气血清纯，长寿可得。虽然诗句难免有夸张的成分，但是拍手确实是养生补气延年益寿的绝佳方法，拍手可使全身气血通畅，阳气生成，对气虚者有百利而无一害。

中医上认为手是阳气的大本营。大家都知道人身上有十二条经络，气通过经络被传输到各个腑脏，如果经络堵塞，气的运行就不通畅，人就会生病。但还有一点或许鲜有人知：十二条经络中与手相连的就有六条之多，包括"手太阳小肠经""手太阴肺经""手少阴心经""手厥阴心包经""手少阳三焦经"和"手阳明大肠经"。不仅如此，手上还有有益阳气的 39 个穴位。因此，拍手可以疏通经络，震动阳气，推动全身气血的运行，阳气促进气血运行，气血足则身体温暖，气血充足，则可将让寒气排除体外，同时外界寒气也很难进入体内。

老年人很懂这个道理。因此清晨的时候，我们在公园中经常看到一些老年人在拍手，这是养生保健的重要方法。很多人好奇了："为什么要在清晨拍手呢？"这是因为清晨拍手能达到最佳效果。太阳初升之时，万物苏醒，天地间阳气不断汇集，人体内阳气也顺应这一规律开始萌发，此时配以拍手，能促进阳气的进一步升发，使全身之气运行无阻。

那么，怎么拍手呢？拍手虽然简单，但是也有很多学问哦！

我们基本的拍手方法是：十指分开，手掌对手掌，手指对手指，均匀拍击，切记拇指与其他四指分开，以免拍手过度造成瘀血。开始可以轻拍，以后逐渐加重。以自己的双手能承受为度，但不能太轻。否则起不到刺激手掌穴位和反射区的作用。

如果觉得拍手时发出的噪音太大难以接受，也可以拍“空心掌”。手掌弓起，手指张开，拍下去时，能拍到手指尖及手掌的边缘部分。但是这种方法的打击面缩小了，所以效果会差一些，因此拍打的时间要相对加长。

拍手不仅仅是左右手掌心互拍，还可以左右掌背互拍，左右手虎口对拍，两手掌弯曲互拍，以一手的手刀击另一手的掌心，以掌心击虎口，两手握拳对拍。不要小看这些小动作，要知道，每一个小动作都对准了一个或几个重要的穴位和反射区。

常做下蹲运动，让体温快速升起来

很多时候，我们想运动，但可能没有散步的地方或时间，又或者由于天气恶劣等原因导致不能散步，不妨来做下蹲运动。可以在晚上睡觉之前花几分钟的时间来做这个运动，或者在看电视的时候、入浴之前甚至是随时想起的时候都可以进行。

下蹲运动的做法也很简单：

（1）双脚分开，比肩部稍宽，双手相插放到脑后。

（2）缓缓吸气，蹲下。

（3）缓缓吐气，站起来。

反复1～3的动作，进行5～10次，此为一套动作。一开始进行时以做5套为目标。每两套相隔几十秒钟，或者可以稍微休息1～2分钟。等到适应了之后，觉得身体可以应付了，可以增加下蹲运动的次数。

别看下蹲运动很简单，作用却很大呢！人体每条腿上有6条经脉，常做下蹲运动，可以使经脉畅通，气血运行加快，濡养脏腑，让体温快速升起来。

还有，用四肢行走的动物，由于心脏、大脑和四肢几乎在同一平面上，少有罹患高血压的。人类身材矮小者，可能因大脑离地面距离近，长寿者居多。而下蹲运动，能降低心、脑等器官与地面的距离，有利于防治多种慢性疾病。

简单的下蹲运动，就能发挥出这么大的作用。赶快运动起来吧！

跟老祖宗学“五禽戏”，长命百岁不是梦

五禽戏，又称“五禽操”“五禽气功”“百步汗戏”等，是中国传统健身方法。五禽戏，顾名思义，就是指模仿五种禽兽（虎、鹿、熊、猿、鸟）的动作，组编而成的一套锻炼身体的功法。

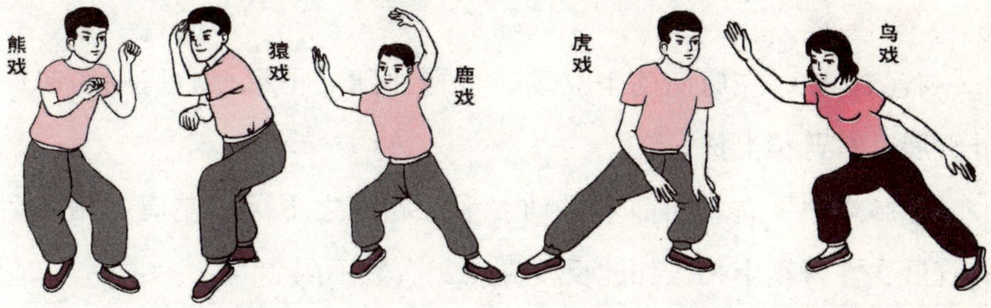

五禽戏是由东汉医学家华佗整理总结出来的一种疗法。据《三国志·华佗传》记载：“吾有一术，名五禽之戏，一曰虎，二曰鹿，三曰熊，四曰猿，五曰鸟。亦以除疾，兼利蹄足，以当导引。体有不快，起作一禽之戏，恰而汗出，因以着粉，身体轻便而欲食。”

之所以选择虎、鹿、熊、猿、鸟这五种动物也是有讲究的。从中医的角度看，虎、鹿、熊、猿、鸟，这五种动物分别属于金、木、水、火、土五行，又对应于心、肝、脾、肺、肾五脏。模仿它们的

姿态进行活动，正是间接地起到了锻炼脏腑的作用，还可以使全身的各个关节、肌肉都得到锻炼，最终达到疏通经络、活跃气血、协调脏腑、平衡阴阳，起到锻炼真气、培育元气、扶植正气的作用，达到抵御外邪、祛病强身的目的。

有的人会觉得有些夸张：简单的五禽戏就能起到这么大的作用？答案是确定的。五禽戏不单单是简单的模仿动物的动作。它要求意守、调息和动形协调配合。意守可以使精神宁静，神静则可以培育真气；调息可以行气，通调经脉；动形可以强筋骨，利关节。因为是模仿五种禽兽的动作，所以，意守的部位不同、动作不同，所起到的作用自然也就不同。

五禽戏通过调身、调息、调心的综合锻炼，对外能利关节、强筋骨、壮体魄，对内能理脏腑、通经络、调精神，使身心得到全面锻炼。

那么，五禽戏怎么做呢？具体方法如下：

● **熊戏**

右膝弯曲，左肩向前下晃动，手臂亦随之下沉；右肩则稍向后外舒展，右臂稍上抬。

左膝弯曲，右肩向前下晃动，手臂亦随之下沉；左肩则稍向后外舒展，左臂稍上抬。如此反复晃动，次数不限。

练熊戏时要在沉稳中寓于轻灵，将其剽悍之性表现出来。本动作有健脾胃，助消化、活关节等功效。

● **虎戏**

第一左动：自然站立，左脚向左跨步，右手向左上方划弧横于前额，呈虎爪形，掌心向下，距额一拳，左手横于后腰，掌心向上，距腰一拳，身向左扭动，眼看右足跟，抬头，强视片到，形似寻食。

第二右动：方向相反，动作相同。

练虎戏时要表现出威武勇猛的神态。本动作能缓解坐骨神经痛、腰背痛、脊柱炎等病症。

● 鹿戏

第一左动：自然站立，左腿起步踢出，上体前倾，脚掌距地一拳，右腿微屈，成剪子步；右臂前伸，腕部弯曲，手呈鹿蹄形，指尖下垂与头平；左臀于后，距腰一拳，指尖向上，眼为斜视。

第二右动：方向相反，动作相同。

练鹿戏时要注意体现其静谧怡然之态。本动作可强腰肾，活跃骨盆腔内的血液循环，并锻炼腿力。

● 猿戏

第一左动：自然站立，左腿迈出，足跟抬起，脚尖点地，右腿微屈提步，左臂紧贴乳下方，指尖下垂成猿爪形；右臂弯曲上抬，右手从右脑后绕于前额，拇指中指并拢，眼为动视。

第二右动：方向相反，动作相同。

练猿戏时要仿效猿敏捷灵活之性。本动作有助于增强心肺功能，健壮肾腰。

● 鸟戏

第一左动：两脚平行站立，两臂自然下垂，左脚向前迈进一步，右脚随之跟进半步，右脚尖点地；同时两臂慢慢从身前抬起，掌心向上，与肩平时两臂向左右侧方举起，随之深吸气；两脚相并，两臂自侧方下落，掌心向下，同时下蹲，两臂在膝下相交，掌心向上，随之深呼气。

第二右动：方向相反，动作相同。

练鸟戏时要表现出展翅凌云之势，方可融形神为体。本动作轻翔舒展，可调选气血，疏通经络，活动筋骨关节。

第十一章 注重腿脚防寒，养护下半身就是养命

养护好下半身，才能保证下半生

有人会很奇怪，为什么要养护下半身呢，明明毛病大多出现在上半身，比如坐久了颈、肩、腰、背痛，所以人们往往只知道转转脖子，伸伸懒腰，往往忽视了下半身。要知道，坐久了，下半身的血液循环也会变差，对健康的影响反而更严重。

为什么说要养护好下半身呢？在中医里面，上半身属阳性，而下半身属阴性，阴阳的互动促进了各个脏器的新陈代谢，从而激发人体的生命力。这个互动是在“气”的推动下完成的，人体内的阴气往上走，阳气往下降，形成一种彼此交融、互通有无的良性循环。然而，因为人们不健康的生活方式，比如久坐等，导致体内“交通堵塞”，“气”的运行并非畅通无阻，阳气多聚集在上半身，阴气多聚集在下半身，致使身体“阴阳相隔”，百病丛生。

为了打通阴阳两气交流的“通道”，就必须让下半身的阴气上行，刺激心火，推动上半身的阳气下行，形成一种水升火降的平衡

状态。所以说，只有养护好下半身，才能使身体达到阴阳协调的状态，保证你的下半生的健康。

寒从足下生，保护好脚就是保护好自己的身体

几乎每一位父母都嘱咐过自己的孩子：要保护好自己的脚，千万别受冻。中医里讲“诸病从寒起，寒从足下生。”脚寒对人体的伤害非常大。有的人听过就忘了，也不注意，到老了就吃到苦果了。很多受寒的老人，夏天还好，一到冬天，日子完全没法过，彻夜失眠不说，还极易感染风寒，且腰酸腿痛等。所以，父母们都以过来人的经验告诉自己的孩子，一定不要让脚受寒。

从中医角度来说，万事万物都以阴阳相对应，天地之间，天为阳，地为阴；人体之中，头为阳，脚为阴……中医有“头为诸阳之会”之说，也就是说头部是阳气会聚的地方。而脚部则与之相反，《内经》说：“阴并于下，则足寒。”脚为诸阴所聚，因此最易受寒，发冷，这也是很多女性以及老年人，一到寒冬季节便手脚冰凉，怎么捂都捂不热的重要原因。

现代人都讲足疗，足底养生保健，为什么呢？足底是人体经络穴位最集中的地区，通过足底按摩等中医手段来治疗全身疾病。足部轻松了，气血运行通畅，人的五脏六腑得到滋养，运化功能会加强。而足底最易受寒，一旦受寒，寒气也最容易从足底传至全身，引发各种疾病。

很多人即便都明白这个道理，但为了美，很多女性还是都穿着高跟尖鞋，甚至在冬天也光着脚背。问题来了，可以说，越是美丽的鞋子越是难穿，高跟鞋子容易挤脚，使得脚部血液循环不通畅，

汗腺分泌的脚汗也无法及时挥发，导致脚部潮湿。而大冬天里，让脚部长期处于一个阴冷潮湿的环境当中，又怎么抵抗得了这么长时间的寒冷？冰冻三尺，非一日之寒，更何况女性本身气血虚弱，运动不足，已经是易致寒之体了，哪里经受得了如此的寒气浸润？

希望那些时尚爱美的女士在注重漂亮的同时，更要注重自己的健康，保养好自己的脚。尽量少穿高跟鞋。如果穿了，回到家里，及时地换下这种“酷刑”一般的鞋子，换上保暖的拖鞋，让脚部最大限度地放松，睡前再泡泡脚，揉揉脚底的穴位，让身体暖起来。

下半身是锻炼的重心，踢踢腿让身体暖起来

运动的重要性已经是人尽皆知了。可是，到底该如何运动，很多人却并不清楚。我们时常在小区里面看到有人做运动，这个说我最近胳膊有些胖，所以我甩甩胳膊；那个觉得我头昏脑胀的，所以我就经常性地转转脖子……头痛医头，脚痛医脚的方式被我们的“运动健将”们照搬了过来。

当然，我们不能说这样运动不好。再怎么说，动比不动好，即使是偶尔心血来潮的运动也比常年静坐来得强。但是，既然动了，我想任何人都希望能够事半功倍，让自己的身体更加健康，精力更加充沛吧？

其实，真正的锻炼方法不是这种“拆零件”的方式，而是将人体当成一个整体，从下半身抓起。道理很简单，因为上半身是建立在下半身的基础之上的，就像建房子要打一个坚实的地基一样，下半身的肌肉越结实，上半身的问题也就越少。

我们的下半身集中了将近 500 条肌肉，在人体衰老的过程中，

肌肉会逐渐萎缩，退化，到 60 岁时，上半身的肌肉力量只有 20 多岁时的七成了，但下半身呢，却只剩下四成多。原因就是下半身承担了太多的身体重量，萎缩速度更加快。

另外，下半身是离心脏最远、血气最不容易到达的地方，通过锻炼这种外界的方式来活化气血，效果会来得更快些。体寒的人有这样的经验：平时脚怎么都不容易热起来，导致整个身体都怕冷，只要走两步，就能感觉到脚底发热，身体也会有微汗。

所以，如果你过了 30 岁，而且想将现在的状态多保持一些年头的话，一定要多做下半身的锻炼。这里介绍几个简便的，闲着无事时都可以做的。

● 踢腿

在公交、地铁站等车时，可以有意识地抬起腿，向前、向后轻微地踢踏，这样既可活动腿部肌肉，也可以消除等待的无聊，让自己的心情舒畅，真的是一举两得。

● 抬腿

办公室一族，长期坐着不动，很容易导致下半身肌肉僵化，工作一两个小时，可在桌子底下做抬腿运动，先单腿上抬，抬到与膝盖同水平，左右腿交替，五分钟就可以很好地运动腿部了。如果可以的话，也可以双腿同时上抬，长期坚持，还可以避免下半身肥胖。

春捂重捂下半身，秋冻要冻上半身

老话说，春捂秋冻。一阵春雨一阵暖，天气回暖，很多人都脱掉厚重的裤子，出门轻便多了，只要随身带一件厚外套，一变天就能保暖了；一阵秋雨一阵凉，天气由夏进秋，人们也都纷纷换上了长衣长裤，怕冷的也随身带件外套，或者直接穿上。还有好美的姑娘们，无论春夏秋冬，都是衣裙飘飘，冻死也要把美腿露出来，誓将这“美丽冻人”的精神发挥到最大极限。

其实，不管是“春捂”，还是“秋冻”，都是要“捂”下半身，保护好下半身，让下半身不要受寒才是最重要的。很多人对于“春捂秋冻”并没有完全理解，只是简单地认为春天晚点减衣，秋天晚点加衣就行了。完整的说法应该是：“春捂重捂下半身，秋冻要冻上半身。”

我们先说“春捂重捂下半身”。春天之所以要捂着点是因为在寒冷的冬天，人的机体在棉衣的保护之下，血管处于收缩状态，血液循环相对缓慢，体温调节系统功能降低，人体各器官处于休眠状态，抗病能力相对较弱。这就好比经过一宿的睡眠，清晨醒来，人虽然眼睛睁开了，但还需要一个短暂的清醒过程，有必要继续在床上待一会儿一样。身体各器官刚刚从“冬眠状态”中“苏醒”过来，还没适应天气的变化。这时候换上春装，一旦天气变化，就很容易引起感冒等各种疾病。而为什么要捂下半身呢？清代著名养生学家曹庭栋所著的《老老恒言》中就明确指出：“春冻未消，下体宁过于暖，上体无妨略减。”意思很明白，就是说春天的时候，上半身可酌情穿薄点，但下半身一定要多穿一些。春天正是寒暑交替之时，上薄下厚，既收阴又养阳，与自然气候变化协调一致，可谓“天人相应”。

而“秋冻要冻上半身”呢？秋天，气候变冷也有一个缓慢的过程，人体也只有逐渐添加衣服，才好适应气候的变化。刚刚转凉便穿上厚衣服，会使得机体与冷空气的接触机会减少而缺乏抗寒能力，到了严冬，会由于难以适应而产生各种疾病。而秋天添衣，从上半身添起也是一种本末倒置的行为。因为秋天，虽然暑热还未尽去，但地面温度已经在逐渐下降。这时候，上半身保持寒凉一点可以清肺热，但下半身以及肚腹部还是得保暖，否则会难以抵抗地表的寒气而给身体带来的伤害。

所以说，捂要从下半身捂起，冻要从上半身冻起。也就是说春天气温升高的时候，上半身可酌情减衣，但下半身一定要捂着点；而秋天气温下降时，下半身可先添点厚衣服，让上半身适当地冻一冻。在这里，尤其要劝诫那些常年露下半身的姑娘们，一定要做好保暖工作，穿衣要谨守"上薄下厚"的原则。

体寒腿脚易抽筋，按摩泡脚加拔罐

腿抽筋和脚抽筋算是一个小毛病，一般人都不会去医院单单治疗这些抽筋，即使是去了医院，很多医生也会告诉说是缺钙。难道人体就那么容易缺钙吗？不是每天的饮食就可以完成补钙吗？实际上腿脚抽筋有一部分的原因是因为体内的心脏和肝脏出了问题。即便是身体内部真的缺钙也是血中的钙不足，而不是骨质中的钙不足了，所以根本还是在于心脏。又因为人身上的筋络都是要通过肝脏来调节的，那腿脚的抽筋就和肝脏脱离不了干系。从根本上来讲，腿脚抽筋主要在于体寒，体寒则血凝。尤其，腿脚位于身体的末端，血液最容易达不到的地方，一旦血液凝滞，最先反映出来的就是腿脚。血气运行不畅，则筋脉得不到濡养，就会出现抽筋的情况。

用药物浸泡是腿脚抽筋发作时最佳的解决办法，选用优质的藏红花、伸筋草、伸筋藤。用水稍微煮沸，然后把双腿放在热水上面用药气熏蒸腿部和双脚，到温度合适的时候直接浸泡双脚，尽量能使温水到达小腿部。每天浸泡半个小时，只需要几天就能缓解腿脚反复抽筋的问题。

另外就是局部的运动，因为肌肉的痉挛会跟寒冷有一定的关系，无论是用手在腿脚上来回搓，还是做蹬腿动作，都能提高局部的热量，让肌肉痉挛得到缓解。如果确实有效的话，那就应该在平时采用一些保温的措施，尤其是老年人。

从运动学的角度来看，肌肉的痉挛是以收缩为主，那就意味着突然抽筋的时候除了按揉肌肉，还要把小腿绷直，然后脚趾向上挑起，用手扳住脚趾用力向回扳。这样就拉伸了内部的肌肉，抽筋的现象也就好了。

在腿部还有一些非常重要的穴位，它们也能防治腿脚抽筋，例如丰隆、承山、委阳、承扶，还有环跳穴，这些穴位都是分布在腿部的肌肉腠理中间，分别会影响到深层次的气血，所以刺激这些穴位也能预防和治疗腿脚突然的抽筋。在穴位上用拔罐的方法是效果非常不错，一般只要拔个十分钟就能收到明显的疗效。因为拔罐一方面是对穴位的刺激，另一方面也祛除体内的寒凉，抽筋自然也会被抑制住。

一定会有人问：腿上这么多的穴位怎么掌握啊，拔罐需要如何拔呢。其实因为这些穴位大多都分布在腿的后方，所以没有必要把每个穴位的位置都掌握住，只要从臀部开始一直向下，均匀的间隔，一直到小腿的底部，就可以达到想要的效果了。当然如果能知道这些穴位的具体位置，更有针对性的进行治疗，效果也会更加明显的。

老寒腿不可怕，通络散寒腿脚健

立冬一到，就代表着冬天来了。寒风阵阵，树上的叶子都落光了。风吹到身上，会让人起鸡皮疙瘩，直打哆嗦。当然，要说这些，那都还是轻的。每当阵阵阴寒的邪风吹来，将空气几乎凝结成冰时，很多人的腿脚就开始受罪了，时常出现酸、麻、胀、痛等不舒服的感觉，也就是大家平常所说的“老寒腿”。

老寒腿，一个“老”字，有两层意思。一是指这种腿部的不适经久不愈、反复发作；二是指这种疾病多发于中老年人。但实际上，这第二层的意思已经不适用于现在，因为“老寒腿”目前正在以非常快的趋势找上年轻人，特别是女性。

为什么老寒腿现在越来越偏向于年轻的女性呢？这个问题，其实很容易解释，在以前，女性虽然爱美，但还是很注意保护自己的身体，天气一冷，就里三层外三层地将自己裹起来。但是现在不一样了，现在讲究时尚，即使是入冬了，很多年轻的女性常见的打扮就是下半身里面打底裤外面短裤，天气寒冷，正好冻着双腿。照这种状况，“老寒腿”不来找这些爱美的女性又去找谁呢？

说了这么多，病因已经很明白了，就是没有保护好腿部，感受了风、寒、湿等外邪，特别是寒气，邪气侵袭人体经络关节，造成局部气血运行不畅，瘀滞经络，不通则痛。一般来说，老寒腿在早期疼痛的状况并不是很明显，大多是酸胀，偶尔有较大活动量之后会有隐隐作痛的感觉。再经过长时间的受凉、劳累，疼痛就会逐渐加重。

既然老寒腿与寒邪有着最直接的联系，那么对付老寒腿首先就必须做好防寒保暖工作。天气寒冷，特别要穿暖，最好的办法就是戴护膝，如果嫌护膝戴着活动不便，也可以带膝围。特别是女性，本来体内阳气就容易不足，抵御外寒的能力就比较弱，更要注意保暖。美丽固然重要，爱美之心人皆有之，也能理解，但是，美丽不能以健康作为代价。

第十二章 特色小妙招，让你寒气快速消

取嚏法：简单动作就能排除体内寒气

打喷嚏是感冒时的常见症状，随着感冒症状的好转，打喷嚏的现象也会逐渐消欠。受到风寒侵袭的时候，人体就会通过打喷嚏的方式使身体内的器官产生热量来赶走体表的微寒。当我们情绪不良的时候，也可以通过打喷嚏的方式使心情舒畅、情绪稳定。另外，如果受到花粉、霉菌等微小颗粒物质的刺激，人们也会通过打喷嚏的方式来排出过敏物。

所以说，打喷嚏其实是人体自身的一种保护反应，偶尔打喷嚏还有益于人体健康，可以将体内的一部分病菌释放出来，所以不要能忍则忍。很多人认为在公共场所打喷嚏不太礼貌，通常会把喷嚏憋同去，实在忍不住时，就又捂嘴又捏鼻子，以免飞沫四溅。殊不知，这样不仅会把喷嚏中的细菌打回体内，给健康埋下隐患，还容易使咽部的细菌由咽鼓管进入中耳鼓室，从而引发急性中耳炎。而且，人在打喷嚏时，呼吸道会产生强大的压力，口鼻都被捂住，不

能得到缓解的压力会通过咽鼓管作用于耳道鼓膜，严重时可造成鼓膜穿孔。因此，为了身体健康，一定要痛痛快快地把喷嚏打出来。

打喷嚏不仅是感冒或者人体过敏时的被动反应，主动打喷嚏也能起到防治疾病的作用，这就是中医所谓的“探鼻取嚏法”。

将皂荚、冰片研磨成末，取少量放在手掌或手帕上，捂鼻呼吸，稍后会连续喷嚏，继而周身微汗，精神振奋，每天 1 ~ 2 次即可起到预防感冒加重、缓解感冒症状的作用。如果你已经感受风寒，打上几个喷嚏后，身上微微出了一些汗，就会有神清气爽的感觉。

取嚏法不仅能防治感冒，还有助于过敏症的治疗。有些人有过敏症，如鼻敏感或花粉症之类，都是以往处理寒气不当、积压了过多的“库存”造成的。用取嚏法帮助排出寒气的同时，再根据个人体质配些增强免疫力的中成药，诸如补中益气丸或六味地黄丸等，可以祛除病根。

另外，在中医里，肺与大肠相表里，肺气不宣就会影响大肠的传导，使大肠缺乏向下推动的力量。取嚏法可以协助肺气宣降，补充大肠向前的推动力，从而治疗便秘。

“探鼻取嚏”是个很好的养生方法，而且极为简单，不妨试试，每天早上打几个喷嚏，保准你一天都神清气爽。

热水浴：促进血液流动

我们几乎每天都洗澡，洗澡不仅仅是为了清洁，还有很多医疗养生效果，尤其是热水浴。热水浴能够令血管扩张，使血液加速循环。热水浴时，皮肤内的血管先收缩，然后舒张，血管会变得更有弹性。

但是，有些人的洗浴方法不够正确，忽略了一些问题，对身体没有帮助，或是可能出现更加糟糕的情况也是存在的。比较正确的方法是在浴池或浴盆内注入热水，依照洗浴人的耐受力选择合适的水温，通常温度是在40～50℃。在准备进入热水之前，不妨先检查一下水温，不要马上进入到水中，避免被热水烫伤，也不要过低，影响疗效。脱去衣服后，可以在热水中沐浴半个小时的时间，也可以每沐浴8～10分钟，出来休息几分钟，再回到热水中沐浴。沐浴完毕后，用毛巾在温暖干爽的室内将身体擦干，或者自然晾干，等到身上没有汗水和洗澡水时再穿上衣服。

有的人可能身体局部有些不适，如颈椎疼痛、腰椎疼痛、关节疼痛等，那么，可以局部进行热水浴。将不舒服的地方在温水中浸泡，或者用温水冲，时间不要超过半个小时。这样，局部血液循环明显改善，可以快速清除炎性物质，改变患处的不良环境，从而起到缓解症状、消炎止痛的作用。

有的人喜欢在洗澡水中加入一些药物，进行药浴。药浴自古以来就很受医学界的重视，这种方法既简单可行，又能够改善病痛的状况。调制好药水之后，加热到适宜的温度，然后倒入浴盆，患者用药液沐浴一段时间，用温清水冲洗干净，用毛巾擦干身体或部位即可。患病部位可以浸泡得久一些，用浴巾热敷疼痛的地方，更有好处。

沐浴虽好，也有需要注意的问题。如果是采用药浴，一定要针对病情选药，不要使用会对皮肤产生刺激和腐蚀的药物。老年人和身体比较虚弱的人，沐浴的时候需要有人在旁边进行护理，避免发生意外。浴室应该注意通风，洗澡不要洗得太久，如果人缺氧可能会昏倒。不要刚吃完饭就进行热水浴，因为热水会使周围肢体血管扩张，减少了流入胃肠的血液，食物的消化和吸收均会受到影响。所以，最好在吃完饭一个小时后再洗热水浴。

还要注意的是，在沐浴之前不要进行过多的运动或功能锻炼，尤其是老年人，活动后再沐浴，突发心脑血管的风险会变得很高。

日光浴：让太阳帮你升体温

日光浴在国外被视为是一种可以强身健体、治疗疾病的一种重要手法。所谓日光浴，就是让体表皮肤按一定顺序和时间，直接接受太阳光系统照射，利用太阳光辐射强健身体，治疗疾病，促进康复的方法。日光中含有多种射线，人体晒后可促进新陈代谢、细胞增生、增加抗体，从而调节和提升免疫功能，消炎镇痛，活血化瘀。

我国古人对日光浴很早有认识。太阳给万物以生命，同样给人类以健康。日光对于人体的生命活动非常重要。中医认为“火气之精为日”，火气即“阳气”，日光是阳气的精华。晒太阳就是以天时的阳气补人体之阳气，人体充满阳气，身体快速变暖，气血运行加快，濡养人体的脏腑、肌肉、皮毛等。

经常接受日晒或日光浴，可以使人增加耐寒耐热的能力，保持甚至增加抵抗力而减少或不致疾病，还可以改进皮肤代谢，增强皮肤功能；使得皮肤红润健美，使得皮脂和汗液分泌增多，保持皮肤润泽。

日光浴的方法主要有背光浴、面光浴和全身日光浴。顾名思义，面光浴就是人仰面坐定，让日光充分照晒面部，当面部自觉发热时，适当转身，注意戴上墨镜或闭眼。全身日光浴就是不断变换体位进行日光浴，让身体各部都能接受日照。我们重点介绍下背光浴，背光浴以日光照射背部为主，也可适当转身。背光浴也是中医里推荐的。背部是督脉所在，督脉在人体背脊正中，总督一身之阳经，为阳脉之海，背日而照就是供日光直补督脉阳气，对全身都有影响，尤其对脑、髓、肾精、肾阴亏损者其补阳之效益彰。

实施日光浴时，需要选择适宜的地点。最好能在江湖海滨或专门设置的日光浴场所中进行，也可在楼顶进行。选择地点的原则是光照充足、空气清新、安静清洁。

日光浴原则上四季均可选择使用，但具体每次的选择要注意时间段。因为日光照射的时间会因各地区日照强度及季节差异而有所不同。一般来说，春、夏、秋三个季节可选在上午 8 ~ 10 点进行日光浴，冬天则选择中午 11 ~ 13 点为宜。

每次日光浴的时间也有讲究。夏天进行日光浴时，第一天照射 5 分钟，以后每日增加 3 ~ 5 分钟，一周后达到每日照射 30 分钟。如无不良反应，再隔日增加 5 分钟，逐步递增，使之每日照射达到 60 分钟为止。冬天的日光浴时间可相应延长。进行日光浴治疗时，要以患者感觉温暖和畅为度，不可盲目进行。

还要注意，如果进行日光浴数日后，如发现全身不适，出现疲劳、失眠、食欲缺乏等现象，应暂停照射；如果出现皮肤红肿，应立即停止照射。

泡脚：每天热水泡一泡，气血畅通面色足

在寒冷的冬天，很多人最烦恼的就是手凉脚冻的，特别是到了晚上睡觉时，在被窝里捂了很久，脚还是冰冰的，老是睡不着，这可怎么办才好呢？睡前泡泡脚吧，可以帮助你去除寒气，睡个好觉。

《黄帝内经》记载："人之有脚，犹如树之有根，树枯根先竭，人老脚先衰。"所以，中医养生特别重视脚。为什么呢？在人体经络的分布中，脚占据着重要的地位。12条经络中有6条在此会聚，其中3条阳经（膀胱经、胃经、胆经）的终止点、3条阴经（脾经、肝经、肾经）的起始点都在脚上，因此，泡脚也等于刺激了这6条最主要的经络。而且在脚底有身体各个脏腑的反射区，刺激这些反射区，可以使人体的气血畅通，不再瘀滞，让体内各器官、各部位的寒气得以尽快去除。泡脚后，你会明显感觉到身体暖了，气色好了。经常泡脚，还可以加强人体器官功能，获得防病治病的自我保健效果。

那么，我们应该怎么泡脚？泡脚的时候有什么注意事项呢？

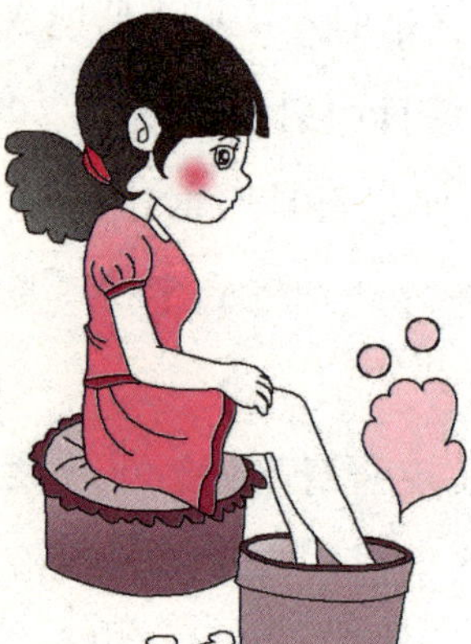

● 泡脚的方法

泡脚最好选用木盆，先将脚放入37℃左右的水中，开始时水不宜过多，浸过脚板就行，浸泡一会儿后，再逐渐加热水至踝关节以上，热水水温一般保持在40～50℃，水温过高（超过55℃）会对皮肤造成刺激，过低（低于30℃）会使人受凉，泡脚时双脚要时常搓动。泡脚时间不宜过长，以15～30分钟为宜（如果时间太长的话，容易增加心脏负担）。

● 泡脚的注意事项

饭前、饭后1小时内不宜泡脚，以免影响肠胃的消化；病情严重而且还在不稳定期，血压很高，血糖很高，心力衰竭严重，都要慎泡脚；严重心脏病患者、脑出血未治愈者、足部有炎症、外伤或皮肤烫伤者、出血性疾病患者、败血病患者、严重血栓患者、孕妇都不宜泡脚；泡脚时，由于足部及下肢血管扩张，血容量增加，可引起头部急性贫血，出现头晕等症状，此时可用冷水洗足，消除头部急性贫血，缓解症状；泡脚后若流汗，应擦干汗水，以免感冒。

电吹风：快速升温去痛的好工具

电吹风是家家必备的日常生活用品，平时用来吹头发少不了。一些巧手主妇，还会用它来吹干衣服，给内衣杀菌；冬天冷了，可以吹脚，让脚快速暖起来；鞋垫湿了，用吹风机吹一吹，第二天舒服地出门……

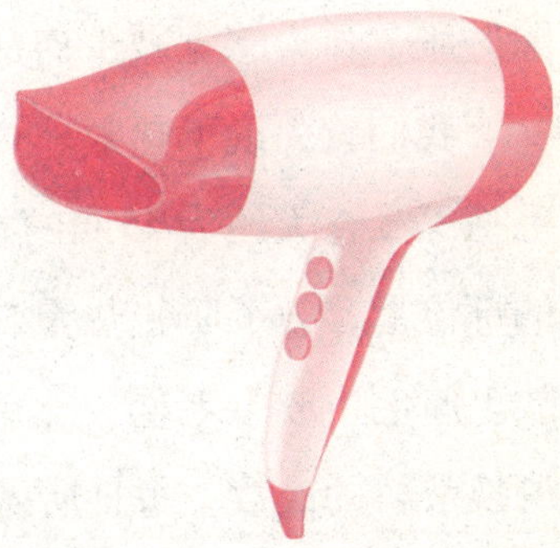

其实，吹风机不仅是万能的家庭生活工具，还有治病、养生、保健的大作用呢！电吹风的热风是升温散寒的法宝。有的人体寒，很怕冷，气温一降，身体的温度也会跟着降。体寒的人，阳气不足，气血运行不畅，身体不能及时调节体温，只能通过外力来快速升温。而电吹风，手边就有，只要插上电就可以用了。

电吹风还可以用来治疗各种疼痛。中医讲“不通则痛”，痛是因为经络不通，气血运行不畅所致，用热风一吹，经络通了，气血顺畅了，自然就不痛了。比如胃痛了，吹风机对着胃吹；腰痛肩痛了，吹风机对着腰痛肩痛处吹……很快就可以减轻病情，减少疼痛。

当然，用吹风机吹身体，和吹衣服等是不一样的。具体操作方法是：用左手找到压痛点，一般都是经络穴位所在之处，可以有针对性地治疗，达到很好的疗效。随后将右手握着的吹风机接通电源，将热风对着压痛点频频温熨，再用左手手指轻轻按摩压痛点。如熨时局部有灼热感，则可能电压偏高，或熨时过长，或吹风机距皮肤太近。为防皮肤灼伤，可关上开关，暂停操作，待灼热感消失后，按照前面的方法继续吹，感到热风作用于皮肤的温度适宜，持续10分钟左右即可。开始的时候，如果你把握不好吹风机的温度，可以先在想要吹的地方加一块毛巾，隔着毛巾吹，以免伤到皮肤。

热疗：消肿减痛最简单

热敷和热灯也是比较常见的热疗方法。热疗可以祛邪驱寒，消除肿胀，让人感觉减少痛楚，更加舒适。

我们首先说下热敷。热敷方法很简单，也很实用。先将厚毛巾、毛毯等浸存大约为45℃的热水中，然后将其拧干，包裹在需要治疗的部位上，为了防止热量快速消失，可以在周围加几个热水袋，再放上厚毛巾或干毛毯，然后用蜡纸或塑料薄膜包好，这样可以减少调换敷料的次数。每日所做的次数不限，每次在30~40分钟。也可以对症放入一些中草药，疗效会更好。

热灯也是一种常见的热疗方式，即使是普通家庭也可以应用这种方式。操作时需要准备一个250瓦的灯头和反光灯罩，将灯垂直照射在痛处，距离通常是45厘米，能量的吸收会随着距离和高度的改变而改变。不过，这种疗法的致命缺点是灯的照射范围比较小，作用的只有一个“热点”。不过，对于长期卧床的人而言，这种方法好处很多，安全可靠，而且随时都可以进行。

目前还有一种电疗法，就是用电疗仪器进行治疗。电疗作用的原理是用高频率的电流或声波作用于人体组织，产生的热量大多集中在深层组织，从而发挥治疗效用。电疗不会使皮肤发生灼伤或是变色，而且热能效率褪高，可以松弛人体的肌肉和止痛。

但是，做电疗需要比较复杂的设备，只能在医院里施行。实际上，随着科技的不断发展，一些电疗设备越来越贴近大众的生活，走入寻常百姓家。它们操作简单，而且物美价廉，有需要的可以购买家用中频治疗仪，配合药敷疗法进行治疗，能够有效消炎、消肿和镇痛。

艾灸：驱除体寒百病消

灸法又名灸疗，主要是使用艾绒或其他药物放置在体表的腧穴或疼痛处烧灼、温熨。借灸火的温和热力及药物作用，通过经络的传导，以温经散寒、行气通络、扶阳固脱、升阳举陷，达到治疗疾病、防病保健、养生美容之功效。

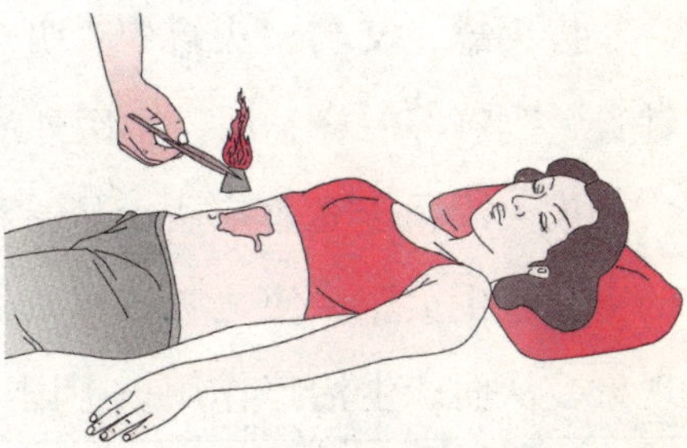

朱丹溪说：“血见热则行，见寒则凝。”就是说，“寒气”可影响气血温度决定幸福度：如果你温暖地对待身体，幸福也会温暖地靠近你运行。在中医里最好的祛寒方法就是“艾灸”。临床上常用灸疗治因寒而得的疾病。主要采用的灸法有：艾炷灸、艾条灸、艾盆灸、温针灸等。

除去医馆治疗外，在家里进行艾灸治疗也不失为一个经济实惠、安全有效的好方法。特别是寒性体质的女性，抽时间做做艾灸，驱除体寒，保持气血顺畅、经络畅通，很快疾病就会远离你。

艾灸治疗疾病，主要采用的是隔姜灸。隔姜灸取材简单，生姜一块（最好用新鲜的，汁多，祛寒功效更好），其次还需一包艾绒或若干艾条，二者任选其一即可。

艾灸可选择艾条或艾炷灸。艾炷灸可用艾绒制成中等大小的艾炷，在生姜片上扎小孔，放在穴位上；然后，将艾条或艾炷直接放在姜片上，点燃，每次每穴灸 5 ~ 10 分钟。每日 1 次，或隔日 1 次。灸时，穴位处过烫时，可上下或左右移动姜片，注意不要移太多，不烫时再移回所灸穴位处。

艾灸时，所灸之处有酸痛、温热、舒服的感觉，此为灸感，说明有效；灸后，皮肤出现红晕，甚至第二天会出现水泡，均属正常现象，只须将水泡挑破，进行消毒处理即可。

关于艾灸的穴位，可以参见第九章，有针对性的解决问题。

拔罐：偶尔拔拔罐，驱寒性体质

拔火罐，又名“火罐”“吸筒疗法”，古称“角法”。拔火罐与针灸、刮痧等一样，属于中医外治，是一种物理疗法。

拔火罐属于充血疗法，是一种以杯罐作工具，借热力排去其中的空气产生负压，使之吸着于皮肤，利用物理刺激和负压造成充血现象，从而产生治疗作用。中国人称它为瘀血疗法。古代医家在治疗疮疡脓肿时用它来吸疮排脓，后来又扩大应用于肺痨、风湿、风寒等内科疾病。

拔火罐可以改善血液循环，让身体暖起来。通过排气造成罐内负压，罐缘得以紧紧附着于皮肤表面，牵拉了神经、肌肉、血管以及皮下的腺体，可引起一系列神经和内分泌系统反应，调节血管舒缩功能和血管壁的通透性，从而改善全身血液循环，血液循环加快，身体就自然暖起来了。同时，拔罐负压的强力吸拔力可使汗毛孔充分张开，汗腺和皮脂腺的功能受到刺激而加强，皮肤表层衰老细胞脱落，从而使体内毒素、废物得以加速排出。

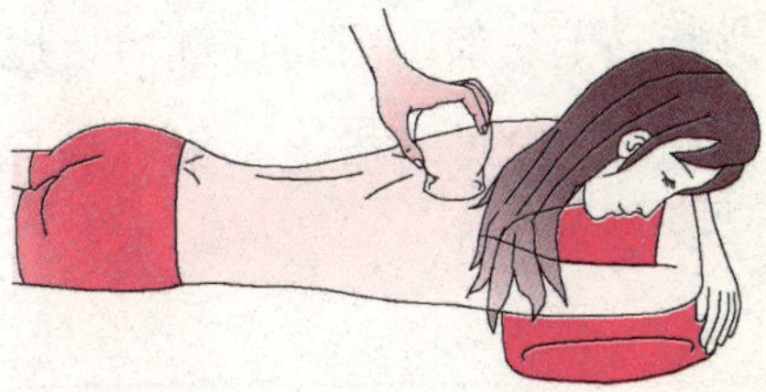

拔火罐可以逐寒祛湿、疏通经络、祛除瘀滞、行气活血、消肿止痛、拔毒泻热，具有调整人体的阴阳平衡、解除疲劳、增强体质的功能，从而达到扶正祛邪、治愈疾病、养生保健的目的。许多疾病都可以采用拔罐疗法进行治疗。比如：老年人的筋骨疼，多属风寒入骨，拔火罐可以慢慢吸出病灶处的寒气，同时促进局部血液循环，达到止痛、恢复机能的目的。拔火罐能行气活血、祛风散寒、消肿止痛，所以对腰背肌肉劳损、腰椎间盘突等症有一定的治疗作用。火罐还可以用在人体穴位上，治疗头痛、眩晕、眼肿、咳嗽、气喘、腹痛等毛病，可以多个火罐同时施行。

拔火罐还具有协助诊断的功效。拔罐疗法通过结经络、穴位局部产生负压吸引作用使体表穴位产生充血、瘀血等变化，穴位通过经络与内在的脏腑相连，从而治疗各种脏腑疾病。我们还可以通过观察所有拔罐后体表的变化来推断疾病的性质、部位及与内脏的关系。

拔火罐虽是一种简便、传统的中医治疗和保健方法，但它不是对所有人都适合的。患有心脏病、血液病、皮肤损伤的人，肺结核及各种传染病、癌症患者，骨折、极度衰弱者，孕妇，妇女月经期，醉酒后，均不适宜使用拔火罐。

另外，有些朋友对于拔火罐的认识有一个误区：拔罐后马上洗澡。

很多爱在浴池洗澡的人常说“拔罐和洗澡，一个也少不了”。确实，温热的澡水和温热的火罐，洗完再拔，拔完再洗，想想都舒服。可是这顺序还真要注意，可以洗完澡后拔罐，但是绝对不能在拔罐之后马上洗澡。因为拔罐后，皮肤是在一种被伤害的状态下，非常的脆弱，这个时候洗澡很容易导致皮肤受损发炎。所以，拔罐后千万不要马上洗澡。

下篇

祛湿篇

第一章 湿邪不祛除，百毒常缠身

湿邪入体，久聚会惹祸

夏天马上就要来临，湿是夏季的主气。为什么呢？因为夏季多雨，湿气较盛，湿为雨季的正常之气。而湿气过盛，就可使人致病，就是中医里说的“湿邪”了。湿邪之病，一般说来，多见于长夏暑湿季节，但其他季节也可出现，它可以随着各种时令侵犯人体。

湿邪不仅与季节有关，如果长期居住环境潮湿，或者过食生寒食物，长期接触水，穿着湿衣服，淋雨涉水等，都容易让湿邪入体。

湿邪是一种阴邪，本质上和水是一样的，水属阴，所以湿也是阴。因为湿是阴邪，所以它必然会损伤人体的阳气，正如清代大医叶天士所说，“湿胜则阳微”。水湿长聚体内，则阻遏阳气，致使体内水液不得蒸发。身体长期处于水湿的状态下，就会感到头身重困、关节酸痛、伸屈不利、肌肤麻木不仁等。很多经历过南方炎热潮湿的夏季都会有这样的感觉，就是因为湿邪的原因。

另外，湿邪还是有形之邪，不像上篇说的寒一样比较抽象，湿是实实在在的东西，所以它侵入人体以后会首先涉足经络，阻挡气在身体内的运行。因为人体的五脏六腑中，脾主生化气血和运输气血，而且脾的特性是喜燥而恶湿（因为脾的功能是运化水湿，如果湿莫名增多了，脾肯定焦头烂额），一旦体内湿气超过了脾的运化底线，脾就开始崩溃，人也会因此出现一系列的症状，比如腹泻、痢疾等。

在这里提醒大家，在多雨、潮湿的夏季，除了要随时准备防雨工具外，最好能准备一双雨鞋。我们的双脚每天都与地面亲密接触，下雨时，地面湿气最重，如果鞋子潮湿、寒凉，“湿邪”很容易从我们的脚底“溜”进身体。另外，要注意卧室防潮，晚上最好关窗睡觉，实在觉得闷可以将离我们卧室最远的那扇窗打开，千万不能直接开卧室的窗睡觉。还要勤换床单、被罩，在阳光明媚的日子，将被子拿出去在阳光下曝晒，晒得越久越好，越勤越好，让高温和炽热的阳光将被子中积聚的潮气和水分全部蒸发，让湿邪远离我们的生活！

湿“毒”，水液不运化，疾病找上“身”

我们说，湿本质上就是水。水是生命之源，是维持人体生存与健康的根本保证。中医里将人体中除血液之外，一切正常的水液统称为津液。津液的主要来源是饮食水谷，进入体内后，经由脾的运化、生散，肺的通调，肾的气化，肝的疏泄，上、中、下三焦的雾、沤，运行于全身；并发挥其滋润器官、濡养全身，化生血液、充盈血脉，调节阴阳、维持平衡，参与代谢、排出废物等生理功能，最终排出体外。可见，水液对人体的健康有多么的重要。

但是，如果人体内的水多了，就成了“湿”。中医里讲平衡，过少则不足，身体会变弱；过多则为“毒”，给人体增加负担。而湿“毒”给人体带来负担的首先就是脾。

脾主运化和主升清，上通下达，布散全身，起着推动和调节的作用，对于水液的代谢起着非常重要的作用。

脾主运化指脾有把水谷化为精微，将精微物质吸收传输至全身的生理功能。如果身体里的水多了，超过了脾运化的作用，则会导致脾失运化，使水液泛滥，积水成灾，引发诸多疾病。

脾主升清说的是脾气的运动特点，以上升为主，故曰：“脾气主升”。脾主升清，是指脾气上升，并将其运化的水谷精微，向上转输至心、肺、头目；通过心肺的作用化生气血，以营养全身，所以说“脾宜升则健。”湿邪伤脾，则脾气不升，脾阳不振，同样也不能运化水湿。而多的水湿停留的部位，就是发病的位置。如果水湿停留于皮肤，则出现水肿；停留于肠间，则导致泄泻，停留于胃中，则出现消化不良、恶心呕吐等；停留于胸膈，则成痰饮；停流于下焦则足部浮肿，大便溏泄、淋浊，妇女多见带下。

这些与水湿有关的病症，都要以醒脾、健脾，尤其是振奋脾阳、补益脾气为主。这样才能从根本上解决问题。这里教大家一个简单的养生方法：揉腹法。揉腹法对脾胃的升降有调节作用，可以充实五脏、驱外感之诸邪，清内生之百症。

腹部按揉的具体方法是：早上起床前或者晚上临睡前，排空小便，取仰卧位，双腿屈曲，先做几次深呼吸，放松全身，排除杂念；然后用左手心对着肚脐，右手叠放在左手背上，以脐部为中心，稍稍用力，作顺时针方向按揉，按摩的范围由小到大，再由大到小，连续按摩 50 次；再两手上下互换一下位置，做逆时针方向连续按揉

50次。按揉时用力要柔和均匀，要有一定的渗透力，精力要集中，呼吸要自然。按摩结束后，可以将发热的双手放在丹田处（脐下3寸或10厘米处），使揉动时的热量充分被身体利用。

值得注意的是，按摩腹部不可在“过饱”或“过饥”的情况下进行，腹部皮肤化脓性感染或腹部有急性炎症（如肠炎、痢疾、阑尾炎等）时不宜按揉，以免炎症扩散；腹部有恶性肿瘤也不宜按揉，以免促进癌肿扩散或出血。

身上有湿气，体沉，爱犯懒、头发昏

夏天的时候，有些人明明没怎么运动，还是觉得全身湿腻腻的，很不清爽，并且感觉身体沉沉的，很不愿意动，就想躺着休息。睡一小会，醒后觉得精神了，但没多久，又累了。头还晕沉沉的，工作的时候总是感到心有余而力不足。这些都是因为身上有湿气的缘故。

前面我们讲过，湿邪是有形之邪，不像寒那样比较抽象，湿是实实在在的东西。因此，湿有个特点：湿性重浊。重就是困重、沉重，浊就是混浊。当湿邪袭入人体的时候，人们会感觉浑身困重，四肢发沉无力，头像裹了一条湿毛巾一样。

湿还有另外一个特点：湿性黏滞，是指人感染了湿邪之后常常病情迁延不愈。比如湿邪导致的感冒，不仅让你感到头昏身重，很是难受，而且非常不容易好，持续很长时间，整个人都昏昏沉沉、软软绵绵的。即便好了之后，你也会明显感到身体弱了很多，感冒还经常复发。

所以说，我们尤其要注意湿，以免湿气进体，一旦湿气进体则非常难缠。夏季，我们尤其要多注意生活习惯，比如睡觉前尽量不要洗头，如果洗了，一定要等头发干了以后再睡，要不然第二天很容易头疼。早上洗头后，也尽量等头发干后出门。头发不干就出门，很容易受凉、寒和湿，形成寒湿，病情更加复杂难缠。很多人觉得夏天不像冬天那样，很容易受凉，就对洗头这样的事情就不太注意，这是错误的观念。因为头上都是一些清窍，只能接受脾运输的清气，如果头发湿湿，很容易导致湿邪困脾久欠不退，人会头疼，不思饮食等。

在饮食上，不要过食生冷、甜腻之物，或茶酒成癖，这样会致使脾失健运，不能行其津液而湿从内生。可以喝薏米红豆水，对祛湿有很好的效果。对于女性来讲，还有很好的美容养颜效果。

大肠积湿毒，下注则生疮

大肠的位置在腹中，上在阑尾处与小肠相接，下紧接肛门。其上中部绕行于腹部的左右，先升后降，所以古人称为“回肠”；下部管腔扩大，沿脊椎的下部下行到魄门（即肛门），所以古人称为“广肠”。

关于大肠的作用，《素问·灵兰秘典论》中说：“大肠者，传道之官，变化出焉。”大肠的功能，就是将体内的垃圾排出体外。水谷化为血，血里边更加精致的东西一旦被吸收就成为津液。液不一定在脾胃处被彻底消化吸收，有一部分要经过大肠和小肠的进一步吸收和分泌，分出清和浊，清为液，由小肠吸收，浊为糟粕，由大肠传导出去。但是，如果脾没有运化的水液过多，大肠无法吸收则成湿。如果湿气郁积久了则成毒。湿毒积于肠则会出现腹泻、腹痛，甚至便血等。

大肠积湿毒，导致的消化、排泄问题，是很直接的，也是非常容易理解。大家可能会有疑问，湿毒积于大肠，怎么会引起皮肤方面的问题呢。我们知道，湿邪是有形之邪，是实实在在的东西。湿本质上和水是一样的。水有什么特点呢？我们都说“人往高处走，水往低处流”。湿和水一样，有趋下的特性。当湿毒下注，郁于肌肤的时候，则会出现皮肤瘙痒，小腿部则容易生疮痈，疮形平塌，根脚漫肿，包青或紫黑，溃破后脓水浸渍蔓延。

对于大肠湿毒，一方面我们要注意饮食，让大肠更好地发挥其功能。一般来讲，现代人的饮食纤维素不足，因此大大减少了肠的蠕动，使肠运动低下。所以，日常我们要多吃富含纤维的食物，如蔬菜、糙米等，少吃肉食、荤食，以免加重肠胃负担。另外，由于现代人的饮食在加工过程中，营养大量流失，使得机体免疫力下降，有害细菌、病毒等就会感染大肠，也会引发肠炎、肠无力等各种疾病。我们的日常饮食中要多吃原生食物，也就是没有经过加工的食物，少吃零食等深加工食物，不仅没有营养，而且非常不利于健康。

对于湿毒引起的皮肤瘙痒、疮痈等，一定不要用手抓痒，以免感染，最好去医院请医生诊治。

下肢水肿，是水湿趋下所致

在这个大家都爱美腿的时代，人人都希望有一双又瘦又长又直的美腿。但是，很多人的腿往往都很粗。有的人就纳闷，明明自己平时腿很瘦，但是站时间长了，腿就肿起来了，堪称大象腿，夏天穿裙子不好看，实在烦得不行。下肢常常会因久站或久坐而肿胀，抬腿或平躺休息后就可以改善的情况，是水肿。水肿，是指皮肤肿胀，用手指压下去会凹陷不起。水肿常常发生在下肢，大部分是因为静脉的回流不好，造成血管内的水分跑到血管外，囤积而形成水肿。

中医认为，水肿多半由湿瘀引起的。湿本质上和水是一样的。水有什么特点呢？我们都说“人往高处走，水往低处流”。湿和水一样，有趋下的特性。当体内有湿气，脾胃以运化水湿，湿趋下，导致下肢水肿。

用另一种我们常用的方式来讲，水肿就是血液循环不好。血液循环的根源也在于水湿。湿邪是一种阴邪，它必然会损伤人体的阳气，我们说阳气推进气血的循环，阳气越足，气血循环越好，气血最不容易达到的足部、腿部，才能得到气血的滋养，可以正常回流。反之，水湿长聚体内，则阻遏阳气，阳气不足，下肢的气血循环不好，则无法回流，发生水肿。

湿邪不仅能损伤阳气，它还是有形之邪，是实实在在的东西，所以，它侵入人体以后直接阻挡气在身体内的运行。当体内有湿气时，气血最不容易达到的下肢，会最先反映出来。所以说，有下肢水肿的人，想要从根源上解决问题，就要从祛湿入手。祛湿是个长期调理的过程，能坚持下去，必将会有成效。平时，有水肿的人可以通过按摩、抬腿、穿弹力袜等方式缓解或改善。

身体“湿答答”，美丽肌肤不再来

女人没有不爱美、不注重自己的皮肤的。在日常消费比例中，女人用于护肤品、化妆品的资金占很大比例。女人在一起，也很喜欢谈论护肤心得和经验。对于女人来说，皮肤是门面，一定要保养好。

我们从医学的角度来讲，皮肤不仅是门面，还是人体的第一道屏障，是人体最大的“外镜”。从皮肤上可以透视内脏的病变信息……皆可从这面巨大的照“妖”镜上显露原形。

《黄帝内经·素问·经脉别论》中强调皮肤对脏腑状况有着重要诊断意义：“诊病之道，观人勇怯，骨肉皮肤，能知其情，以为诊法也。”从皮肤的情况，如皮肤的色泽、皮肤是否油腻、皮肤有没有长痘等，都可以看出体内脏腑的情况。同样，当体内有湿时，我们就能从皮肤中看出来。

如果脾胃湿热或肝胆湿热，不能运化体内的水分，湿热蓄积肌肤，则会出现皮肤发黄，如橘黄色。

体内有湿，则皮肤爱出油、爱长痘。湿邪的特性是缠绵难断，如油裹面，所以多数皮肤、头皮爱出油的人要考虑。

还有，有的人容易起湿疹，湿疹的最关键问题也在于“湿”。中医认为，这类疾病大多由于先天不足，或因后天脾胃运化失职，致使湿热蓄积肌肤而成。湿邪的特性是缠绵难断，往往迁延不愈、反复发作、时轻时重，有的数月或数年，甚则数十年不愈。表现为病变部位瘙痒无度，甚则剧痒难忍，局部潮湿、糜烂，上覆鳞屑或结黄色痂片，有的皮肤增厚粗糙。

实际上，湿导致的皮肤问题有很多，除了以上列举的以外，其他皮肤病，如荨麻疹、牛皮癣、神经性皮炎、脓疱疮、痒疹、皮肤瘙痒症、疥疮、脚湿气、痤疮、脂溢性皮炎、稻田皮炎等，都是以湿为患的皮肤病。

所以说，湿是皮肤最大的敌人，想要美，一定要去除体内湿气，做个“干燥”的美人。

第二章 察言观色，湿邪无处藏

舌苔黄腻，可能是湿气内阻

舌苔黄腻，是指舌面有一层黄色浊腻逆苔，其苔中心稍厚，边缘较薄。中医中称为黄腻苔。由邪热与痰涎湿浊交结而形成。苔黄为热，苔腻为湿，为痰，为食滞。黄腻苔主要是湿热积滞，痰饮化热或食滞化热等症。

有湿气内阻形成的舌苔黄腻症主要有两种。

（1）肝胆湿热会使舌苔黄且黏腻。主要表现为头重，神疲乏力，胸闷气短，腹胀，看到油腻食物会反胃，口中发苦，严重者面部和皮肤都发黄，鲜如橘色，溲赤便秘等。这主要是由于过食甜食、肥腻之物，嗜酒，使脾失健运，水谷得不到运化，聚湿生热；或者情志抑郁，影响肝胆疏泄功能。这种症状治疗时应以化湿泄浊为主。

（2）大肠湿热会使舌苔黄腻，症状为：腹痛，里急后重，小便短赤，肛门灼热，大便会出现脓血。大肠湿热引起舌苔黄腻，是因为饮食没有节制，暴饮暴食，伤及了脾胃，导致湿滞不运，蕴久化热；或者是夏秋季的时候，吃多了生冷而不干净之食物，损伤了脾胃，正气不支，又受暑湿之邪，内外相搏，湿热下注于大肠，大肠传导失司，秽浊之气熏蒸于上，而见舌苔黄腻。治疗时应清热利湿，调畅气机为主。

这里给大家一个食疗方：将绵茵陈、布渣叶、火炭母、云苓各15克，扁豆花、莱菔子各10克，薏米、冬瓜仁各30克，甘草3克，在水中浸泡20分钟，然后用开水煮20分钟后熄火。此凉茶一天服用2次，用于去湿消滞。

说话有口气，体内有湿热

有的时候，我们会因为有口气而造成对话或者面谈情况下的种种尴尬。确实，口臭，是个人礼仪的一种污点，没有人会喜欢有口臭的自己，很多人甚至天天用嗽口液、口香糖或者口气清新剂，但单纯表面化地掩饰口气是不够的，要想改变口臭的现状，最重要是抓住自己口臭的根本原因。造成口臭的原因有很多，比如说熬夜、吃煎炸食品，或者过吃刺激性辛辣食物，脏腑疾病等。

湿热也会导致口气，所以判断你身体是否有湿热时，口气是一个很重要的诊断依据。口臭除了和饮食的气味有关外，重要的是跟消化系统疾病有关。因为脾胃积热多与饮食关系密切，如果脾胃湿热，则可致腹气不通，胃热不得下泻，致使肠胃不佳导致口气难闻。

这里有个简单的判断是否有湿气的方法：呵气闻口气。已故的名医吴佩衡先生曾总结了阴阳寒热辨证的十六字诀，其中谈道：口气不蒸手，提示有阴证、寒证；口气蒸手，提示有阳证、热证。呼口气在自己的手背上，闻一下气味，感觉一下寒热。如果气是热乎乎的，湿乎乎的，就是体内有湿气。

通常，如果一个人有口臭，并且皮肤湿润，油光满面，脸上有痘痘，身体气味大，大便黏腻不爽等，这些都是体内有湿气的表现。我们可以通过这个人外部的症状，来辨别他的口臭是否与体内有湿气有关。

所以，当你有口气，或别人告诉你你有口气时，不妨引起警惕。结合自己大便和其他身体感觉，来判断自己是否是湿热引起的口臭。也可以找中医来辨证施治，症状可缓解。平常为了避免湿热袭身引起口臭，可以多吃新鲜蔬菜、水果，忌吃辛辣刺激之物，禁烟酒。同时，口臭者尤其要注意少吃或者不吃容易在口腔内残留异味的大葱、大蒜等。早晚要刷牙，保持口腔清洁卫生，因为预防比治疗更为关键。

再告诉大家一个可以治疗口臭的食疗方：黄瓜粥。具体做法是：黄瓜 50 克切成小片，和粳米 100 克同煮成粥，煮熟后稍作调味即可以使用。黄瓜粥在清热解毒之余，对于泻火滋阴有很好的功效。在中药理论中，黄瓜有清热消渴、利水祛湿、消肿解毒的功效。上述的偏方中，以黄瓜做成粥，患者保持经常饮用，可以用来治疗由肝火旺盛，熬夜上火，内生湿热所引起口干口臭。同时，直接使用生黄瓜或者简单地做成凉拌黄瓜，对改善口臭也有很好的疗效。长期被口臭困扰的人士可以多食用。

对镜看眼睛，眼睑肿胀就是湿气停滞

在中医里，眼睛是常用来诊病的一个重要依据，是望诊内容中的重要手段。

《黄帝内经》中说："五脏六腑之精气，皆上注于目而为之精。"这是指眼睛与身体经脉相连通，眼睛的任何变化都与五脏六腑有关。如果你的眼睛有异常，则一定是气血出了问题。

观察眼睛主要是诊察眼的神态和眼色的变化。如果眼白发黄，中医里一般认为主要跟肝胆有关。临床巩膜色黄、肝黄、尿黄的为黄疸，但这是很特殊的一种体征表现。当然，黄疸也属湿热病。所以你的眼睛发黄，先去查肝胆，如果没有病理性原因，则要考虑湿热体质和气血问题。

如果眼白发黄，并且伴有眼睑肿胀，则可以判定是体内有湿气所致。为什么呢？这主要是因为脾胃气虚，中气不足，导致水液不运化，水湿停于眼睑所致。因此，脾虚湿滞的人，眼睑浮肿，虚肿如球，如果用手按下去，就平了，但是手一松开，一会儿又肿起来了。这就是湿气停滞所致。治疗时应以补中益气，健脾渗湿为主。

嘴唇"失色"，脾胃湿热

现代人都说，出门不涂口红，就等于裸奔。基本上，女人出门的时候，一定要上唇膏。唇膏是个好东西，不管原来的嘴唇颜色是苍白无光，还是红润，唇膏都能很好地遮盖住。不过，当你卸下唇膏，露出嘴唇本身的颜色时，有经验的医生就能通过嘴唇的颜色，判断你体内脏腑的情况。

一个人嘴唇发白无华，且容易起皮，甚至有皲裂、糜烂等症状，说明脾胃湿热。为什么呢？《黄帝内经·素问·五脏生成篇》中说："脾之合肉也，其荣唇也。"意思是说，脾主肌肉，口唇是肌肉组织，所以嘴唇是脾脏的外华，口唇的形状和色润，反映着脾胃运化水谷精微的状态。脾气健运、气血充盈，则口唇红润；脾失健运、气血不足，则口唇发白无华；脾胃湿热，嘴唇就会出现红肿、脱皮、皲裂、糜烂等症状。这样的情况要以补脾养胃、除湿清热为主。同时，在饮食上也要多注意，可常吃一些有健脾利湿作用的食物，如红薯、马铃薯、香菇、山药、栗子、红枣、鸡肉、红小豆、冬瓜皮、薏苡仁、荷叶、绿豆、西瓜等。

再给大家介绍一个食疗方：茯苓红枣粥，有补益脾胃、养血补气、清热除湿的功效。具体做法是：白茯苓 30 克，红枣 10 枚，薏苡仁 50 克，粳米 50 克，冰糖适量。将红枣对切两半，将白茯苓、薏苡仁、粳米洗净，与红枣同时放入锅中，加入适量清水，用大火煮沸后，改用小火煮 20 分钟。熄火后根据口味放入两三块冰糖，搅拌一下，待冰糖溶化即可食用。

头发油腻腻，原来是湿浊侵扰

爱美的人常常会因头发爱出油而烦恼不止，有时可能前一天才刚洗完头，结果第二天醒来又发现头发油腻腻的。有些人可能会因此购买一些含有控油成分的洗发用品，频繁洗头，但结果却不是很理想，头发油腻的问题并没有解决，发质反而变得越来越差，甚至开始出现大量脱发的情况。

头发油腻的原因有很多，比如激素水平失调会引起皮脂腺分泌亢进，让头皮变得油光光的。这样的情况就需要找医生问诊了。还有患有脂溢性皮炎的人体内皮脂腺分泌功能较旺盛，导致过多的皮脂堆积在头皮上，也会引起头发油腻。这主要是与生活习惯有关，比如多脂及多糖饮食，如肥肉、奶油蛋糕等，大量饮酒和食辛辣刺激性食物。

如果感觉头发油腻，头昏身重，平时犯懒，没什么精神，加之皮肤油腻等，你就要从湿上找原因了。体内有湿，会导致脾肺功能失调。脾对营养物质具有消化、吸收和运输的功能，脾功能失调，向头发输送了过多的营养物质，而肺又不能顺利地下行收敛，导致津液受阻，就会出现头皮、头发油腻的情况。要想从根本上改善头发油腻的问题，就得合理调养脾肺，让营养物质的消化、吸收恢复正常。比如，平时饮食注意清淡，可以选择有润肺功效的食物，像莲子、百合等，并注意少吃或不吃油炸、辛辣及高糖的食物。同时要养成好的生活规律、保证睡眠充足。如果通过上述方法调理后，情况仍无明显改善，可再借助清热利湿中药来治疗。

另外，一些错误的洗发护发方法会加重头发油腻的问题。比如用碱性较强的肥皂或香皂洗头，不仅会刺激头皮，增加皮脂分泌，还会损伤头发的角质蛋白，使头发发脆、易折断。再比如本来就是油性头皮，还盲目使用滋润性的护发产品或发胶等定型产品，结果给头发带来了沉重的负担，使得头皮更爱出油。因此头发油腻的人要慎选洗发、护发用品，最好选择性质温和的洗发精，并经常清洗头发。如需使用定型产品，只要涂抹在发梢上即可，千万不要碰到头发。

大便不成形，总觉得没排净，多因体内有湿热

《大便书》流行，不是没有原因的。因为，从大便当中，可以看出很多病情。有的人大便不成形的时候非常多，并且很黏滞，经常粘在马桶上，得用刷子刷才能刷干净。很多人为此经常受到家人的

责备，非常困扰。

我们知道，如果体内有湿热，必累及脾胃，所以从大便的性状来看，也可以看出我们的体内是否有湿热。

如果大便状况黏滞不爽，不成形，形似溏泥，但非便泄，这多是体内湿热过盛所导致的一种现象。《难经》中说："湿盛成五泄。"在《临证指南医杂·泄泻》篇也说："泄泻，注下也……飧濡之完谷不化，湿兼风也；溏泄之肠垢污积，湿兼热也；鹜溏之澄清溺白，湿兼寒也，濡泄之身重软北，湿自胜也，滑泄之久下，不能禁锢，湿胜气脱也。"这里列举了几种大便的情况，不论哪种泄泻，皆与湿有关，并且从大便的性状和时间长短来说，湿热大便有其特殊的地方，既不同于"湿风便"的完谷不化，也不同于"湿寒便"的澄清溺白，也不同于湿盛的久泻……而只是黏滞不畅，排泄物粘盆。所以若想判断自己的身体是否有湿热，观察大便，出现排泄不畅、沾盆、恶臭，且次数不多，不如腹泻和溏泄的次数多，并伴有湿热症的其他一些特殊体征时，就可以很容易断定。

另外，湿热体质者的小便多黄或溲臭、短涩，所以当你有大便黏滞不爽或欲便不得，临厕空蹲，且有小便黄、短涩、有溲臭时即可判断自己身体有湿热，此时去找中医师，多数能确定。

第三章 脾伤则湿热生，保养脾胃是关键

察色知脾病，你的体内有湿吗

脾出现问题所表现出来的面色为黄色，为足太阴脾经之本色。主脾虚、湿证。绝大多数中国人脸色的基本色都是黄色。

面色黄有面色萎黄和面色鲜黄之分。面色萎黄者，多由脾虚导致体内营养缺乏，或有湿邪困扰在体内，脾失去对体内营养物质的运输功能所致的脾胃气血不足。面部、眼睛以及全身都黄的人，如巩膜及全身都为黄色，为黄疸，多为黄疸型肝炎、胆道结石等。其中面部黄得鲜明如橘皮色者，属阳黄，乃是体内湿热比较重的缘故；面黄晦暗没有光泽如同烟熏，属阴黄，乃是体内寒湿比较重的缘故。新生儿出生后2~5天，皮肤可有发黄的现象，一周内消退，叫生理黄疸。如果一周后黄疸仍不消退或消退后再重新出现黄疸，这就是疾病现象。面色淡黄者，因脾胃虚衰，体内营养物质不足导致无法为机体补充能量，机体失去营养供应所致。

另外，如果脸色蜡黄，则可能是急性黄疸型肝炎、急性胆囊炎、

肝硬化、肝癌或者胆结石等症状的表现，因为这种黄色的脸多是由于胆道阻塞使血液中胆红素浓度超过了正常范围，从而渗入组织与黏膜形成的。

此外，通过察色还能得知病情的疾患，以便进行正确的救治与护理措施。如果面色为潮红，加之出现呼吸急促，鼻翼扇动，表情痛苦，烦躁不安等，主要是急性病症，需找医生立即救治；如果表现为面容憔悴，面色灰暗或苍白，加之目光暗淡，神疲力乏等，则多见于慢性消耗性疾病，在中医中属正气衰弱之虚症，需根据医嘱调理。

脾虚，水湿积聚成痰，最易长肉

常有胖人抱怨说“喝凉水都长肉”，明明没吃什么西，肉就是不见掉，稍微吃一点就长肉。有人说，胖人天生就是易胖体质，也不无道理。确实，有的人要比其他人更容易长肉。

中医里讲，痰湿体质的人比别人更容易胖。这要从脾讲起。我们知道，脾有主运化的功能，我们吃的饭也好，喝的水也好，进到身体里面，要想让它变成营养物质，去该去的地方，都需要脾的运化功能。如果脾运化无力，不足以吸收、运化水液，那些多余的水液没被吸收，又排不出来，于是就聚集在那儿，成为湿。而湿经过不断地熬炼，最终形成了黏稠的“痰”，就成了痰湿体质。

痰湿体质的人，脾运化能力差，吃进去的食物，喝的饮料等，得不到运化，瘀积在体内，就变成了令人生厌的赘肉、脂肪。

痰湿体质的人不仅容易长肉，还容易生病，形成亚健康体质。

痰湿体质的人，头皮爱出油，头发和头皮都容易油腻瘙痒，还容易脱发。虽然有时口干，但是不太爱喝水，因为喝了水后，代谢不出去，会很不舒服，容易出现腹胀、面部浮肿、手脚肿胀、体重增加等症状。脾湿内阻，还常伴有大便细软或不成形、小便微黄。

这种体质的人还特别爱出汗，你看稍微胖点儿的人，一到夏天总是大汗淋漓。因为痰湿大量堆积体内，导致气机不畅，一旦阻滞，就会郁而化热。人体为了保持恒温，热就会熏蒸津液，逼汗外泄。

痰湿体质的人不仅胖，身体还比较沉重、笨重，经常感到胸闷、食欲不振、头昏脑胀、头重、嗜睡。人的惰性也会变大，容易困倦，而且不太容易着急上火。

痰湿体质的人不仅胸闷，痰还多。即使没有感冒咳嗽，也总觉得嗓子眼黏黏糊糊的，经常会张口吐痰，还常感口黏腻或发甜。

你看，改善痰湿体质多么重要！日常要多注意从饮食和日常生活中着手，改善痰湿体质，恢复身体健康。

痰湿体质的人，饮食上禁忌较多，以下食物要尽量少吃，尤其是已经明显“发福”的中老年人。痰湿体质要忌油腻、温热食物，如猪肉、羊肉、狗肉等；忌腥膻发物，如带鱼、墨鱼等无鳞鱼和虾、蟹之类食物；忌过甜食物，如糖果、甜羹、大枣、巧克力、蜜枣、果脯、糖水、水果罐头等，因为糖能产生过多的热量，熬炼生痰；忌过成之品，如腌咸菜、腌制的猪肉等；忌食温肾壮阳之品，如人参、鹿茸及其补酒和羊肾、淫羊藿等，因温补之品性温燥热，最易聚湿生痰。

痰湿体质要养成良好的饮食习惯。平日作息应有规律，不能因畏寒倦怠，放弃劳作，应适当进行体力劳动，以微微出汗、不致疲乏为度。平时多听音乐，多去户外运动郊游。饭后不宜躺卧，宜做适量的家务或散步。坚持参加适当的运动，如散步、慢跑、打太极拳、练气功等。这些运动可以增强人体的胃肠功能，促进食物的消化和营养成分的吸收。应当戒烟戒酒，长期吸烟喝酒易使燥热内生，助生虚火。男性应当节制房事，以养精为要。

脾胃运转，决定阳气是否充足

阳气，就是元气。一个人阳气充足，才能身体健康，面色红润。李时珍在《本草纲目》中讲："土为元气之母，母气既和，津液相成，神乃自生，久视耐老"。还有"土者万物之母，母得其养，则水火相济，木金交合，百诸邪自去，百病不生矣。"可见，阳气对人体多么重要，它是人体的根本与我们的健康息息相关。

而人的阳气，与脾胃有着密切的关系。人体内的阳气是因脾胃而滋生的，如果一个人脾胃的功能正常运转，人体内的阳气才能生长，并充实。反之，如果一个人的脾胃一旦受损，功能失常，就会内伤阳气。而阳气伤，则容易滋生湿气，进而影响到人体内的其他器官，出现各种病症。

所以，真正懂得养生的人都知道，首先要养阳气，他们最重视养脾胃。如何养脾胃呢？有四大保养脾胃的要诀："动为纲，素为常，酒少量，莫愁肠。"好记，而且也不难做，只要坚持下去，相信你一定阳气满满的。

● 动为纲

生命在于运动。并不是简单而说的。其中蕴含了丰富的养生道理。运动不仅可以促进脾胃消化，有利于水湿运化。更重要的是，可以使气血充足，有助于气血循环，滋养脏腑，让脏腑功能不衰，人的精、气、神永远旺盛。具体的运动方式和运动量，大家可以根据自己的实际情况，和喜好选择。

● **素为常**

中医里说，肉生痰湿，而湿气最容易伤脾胃，使脾胃运化失调。所以，日常生活中，一定要少吃荤食和油腻的食物。尽量以清淡的素食为主。日常多吃些五谷杂粮、蔬菜水果、豆制品等。这些都是营养又健康的食物。并且，有助于清理肠胃，养成易瘦体质。

● **酒少量**

在所有食物里，湿热之性最大的就是酒，酒也是最易损伤脾胃，伤及人体阳气的。因此，一定要少喝酒，或者不喝酒。一定不要嗜酒无度，不仅自己难受，更易损伤脾胃，伤及元气。

● **莫愁肠**

中医认为：思可伤脾。说的就是人的精神状况、情绪变化与脾胃有很大的关系。简单来说，就是思虑过度，易伤脾胃。脾胃运转，又决定了人的阳气是否充足，阳气充足，才能身心健康。

脾胃湿热的人容易虚胖，且油光满面

中医认为，痰湿之生，与脾的关系最为密切。这是因为脾的主要生理功能是运化，一为运化水谷，二为运化水液。若饥饱无度，过食生冷，均可影响脾脏的运化功能，导致饮食停滞，水湿不化，在体内聚湿成痰，形成痰湿体质。

另一方面又因痰湿内阻，气血生成不足，脏腑组织不能得到足够的水谷精微之气，故胖人虽体型胖大，但常常是“形有余而力不足”，稍加运动即呼呼带喘，也就是“外强中干”，或者称为“形盛气虚”的虚胖。

这样的人一方面表现出体形肥胖、身体壮硕，肚子一天比一天大；另一方面又因痰湿内阻，气血生成不足，脏腑组织不能得到足够的水谷精微之气。故胖人虽体型胖大，但常常是“形有余而力不足”，稍加运动即呼呼带喘，也就是“外强中干”，或者称为“形盛气虚”的虚胖。

脾胃湿热的人不仅容易肥胖，而且面部像没洗干净似的，油光满面，常会出现痤疮、粉刺。身体沉重不爽，没有精神，容易困倦，眼睛发红，常有口干、口苦、口臭的现象。胃口较差，有时候不想吃饭，有的人还会出现厌食，吃过腹胀、不消化或恶心、呕吐的现象。常会出现腹泻或者便秘。性格急躁、容易发怒。

脾胃湿热型的人应多吃些具有清热利湿、健脾和胃的食物，如红豆、冬瓜皮、薏苡仁、山药、荷叶、绿豆、菠菜、茄子、空心菜、西瓜、莲子、梨、柑橘、猕猴桃、香瓜、柿子、柚子、百合等。也可选取金银花、菊花等药食两用的原材，泡茶或制作成药膳食用。荔枝、桂圆、榴莲、石榴、椰子等热性的水果，以及油炸、烧烤、辛辣的食物都会使脾胃湿热加重，尽量不要食用。少吃肥腻食品、甜味食品，以使脾胃保持良好的消化功能。

生活方面，脾胃湿热的人预防湿热是关键，要避免水湿内停或湿从外入。保证充足的睡眠，不熬夜或过度疲劳。尤其是夏季进入暑天以后，应注意起居环境的改善，防止湿热内聚。注意个人卫生，保持居室洁净、干燥，预防皮肤过敏或发生病变。

元代朱震亨《本草衍义补遗》说烟草是“湿中发热近于相火”。指出烟草为辛热污浊之物，容易生热助湿，因此应不吸烟。酒堪称湿热之最，经常饮酒也会酿成湿热肥胖。因此，脾胃湿热型肥胖者要完全远离烟酒。

另外，脾胃湿热型肥胖者还应加强运动，在运动时，以选择运动量大、有一定强度的锻炼方式，如中长跑、游泳、爬山、各种球类等。这些运动能加快新陈代谢，帮助排泄体内的废物、湿浊和集聚起来的多余水分。在运动时应当避开夏季暑热的环境，秋季多运动有助于调理脾胃、清热化湿，能消耗体内多余的脂肪。

按摩丰隆穴、中脘穴和足三里穴，能祛湿清热、养护脾胃，每个穴位每天按摩 3 分钟。按摩丰隆穴时，多数人会有明显的酸麻或者痛感，一般感觉到酸麻胀即可，这是补法。如果用力按摩，就会有疼痛的感觉，有的甚至是刺痛，这是泄法。

思虑伤脾，好心情才能有个好“脾”气

俗话说，人生不如意之事十有八九。有些人在失意时不善于自我调节，终日愁眉不展，不但解决不了什么问题，反倒生生把自己逼得郁郁寡欢，成天吃不香、睡不着，体形日渐消瘦，变得敏感多疑，甚至有抑郁的倾向。

中医认为，脾在志为思，思伤脾。如果思虑过度，心操多了，就会损伤脾气，影响食物的消化和营养的吸收，以致出现食不知味，或不思饮食，如此一来，人就会消瘦。脾不好，人为什么会消瘦呢？祖国医学认为，脾主肌肉、四肢。因为肌肉和四肢的营养物质都需要脾来输送。若脾气健旺，输送营养充足，则肌肉丰满。反之，若脾失健运，营养缺乏，则可导致四肢倦怠无力，甚至肌肉萎软。

为了保证我们的健康，人们在生活、工作中一定要注意，思虑

不能太过，即使思考，也要注意饮食营养和调节情绪，尤其不要“废寝忘食”。否则，失去了健康得不偿失。

有的人说了，您站着说话不腰疼，工作竞争压力那么大，还有生活负担，怎么能不思虑，不发愁呢？用超脱的思维来说，人们之所以有烦恼、压力，之所以会心情不好，是因为有过多的执着，是因为对很多事情看得太重，或名或利或结果。因此，要避免压力的产生就应该学会放下——放下，便会自在。学会放下，你的心情自然就会平和无波，压力自然全无。要知道，放下并不意味着放弃或者不理，保持积极的心态才能更快找到解决之道。要知道，人生的一切事情都是一种体验，好也罢，坏也罢，看淡烦恼，烦恼也就不会再是烦恼。

巳时脾经当令，叩穴步行最养脾胃

巳时是指上午 9 时至 11 时，这个时候是脾经当令，气血流注于脾经。

中医里讲，脾主运化，主肌肉四肢，把胃消化的精微物质输送到腠理当中。脾经旺，有利于吸收营养、生血。脾胃的功能正常，机体的消化吸收功能才能健全，才能化生精、气、血、津液。

吃过早餐后，9：00～11：00 需要依靠脾胃的运化。脾的功能好，消化吸收好，血气充足，白天工作就干劲十足。如果脾脏虚弱就易出现胃口不佳、四肢倦怠、头晕、面色萎黄、腹胀、易打嗝等症状。

上午是大多数人工作的时间，但繁忙的工作之余，不要忘了利用这一养脾的最佳时段调理脾经气血。还要注意不食用燥热及辛辣刺激性的食物，以免伤胃败脾；不食生冷食物，以免寒凉损伤脾阳，导致脾失健运、湿邪内生。

《素问》认为“脾主全身之肌肉”。水谷精微和津液等物质在脾的运化作用下被输送到全身各处，并化生成气血以滋养肌肉，为身体的活动提供充分的能量。脾的功能正常，则肌肉发达丰满，壮实有力。如果运化无力，带不走水谷精微，就会造成脾虚或脾湿太重，甚至慢慢感到连吃饭都不香了。人上了年纪后之所以会出现肌肉松弛、四肢无力、食欲下降等症状，就是因为脾脏衰弱、运化无力的缘故。

巳时气血正好流注脾经，此时脾经是最旺盛的。它吸收了胃传来的食物，并将其输送到全身各处。肌肉得到足够的营养就会“蠢蠢欲动”，这时我们就会产生“活动筋骨”的意愿。运动的过程中肌肉的能量得到了消耗，就会迫使脾输送更多的营养过来。

那么，应该做什么运动好呢？有个叩击穴位步行的运动养生方法受到大家的广泛认可。叩击穴位步行法，就是边走边叩击穴位，此法简便易行，老少皆宜，能通过穴位疏通经络，畅通气血，既可以预防和改变“步履沉重”的形态，又有利于调和内脏，濡养全身，防病治病。

叩击穴位步行法，主要叩击脾胃经上的足三里、三阴交、血海三个大穴。具体方法如下：

（1）击足三里法。足三里在外膝眼下3寸，胫骨外大筋内，如将手掌按在膝盖上，手指抚于膝下胫骨时，离胫骨外一横指，中指尖处即是。叩击方法是在左脚着地站稳的瞬间，用右脚的足跟由前面绕过，叩击左腿的足三里穴位。同样的，用左脚的足跟叩击右腿的足三里穴位，轮换叩击前行。

（2）击三阴交法。三阴交穴位于内踝尖上3寸、胫骨内侧缘后方。方法是用一只腿的足内侧叩击另一只腿的三阴交穴。两腿交换做。

（3）击血海法。血海穴位于大腿内侧，在膝盖骨内缘上2寸处。叩穴步行时，高抬膝，用同侧手掌或半握拳叩之。左右腿交换，边行边叩击，注意尽可能做到用高抬膝去迎击手掌。

叩穴步行法，中老年人可根据自己的身体状况，选择上述穴位中1～3个穴位，走一步叩一下，连做3～5分钟，逐渐增至10分钟。叩击的轻重和次数自行掌握。

日常注意养脾胃，五个宜忌要记得

● 顺四时而养生

春季万物复苏，天气转暖，适于踏青赏花、郊游戏水，此时应当保护阳气，调摄精神。应当保持积极的心态，尝试领导组织一些户外运动，培养自己的组织领导才能。春季昼夜温差较大，应注意保暖，避免不慎感寒，衣着宜上薄下厚，遇大风天气应戴上口罩，避免感染流行性疾病。春季应当多吃绿色蔬菜，忌食酸涩收引之品。适当减轻体重。春季也是疫病多发的季节，应当注意个人卫生，避免感染疾病。

夏季天气炎热，应调息静心，心静自然凉。夏季作息宜晚睡早起，常用温水沐浴，切勿贪凉、过食生冷，以免损伤脾胃；慎吹空调，以免汗出不彻，壅遏生热；可以多食时令瓜果，饮食宜清淡，注意早晚切莫感寒；适当多做室内运动，多出汗，多饮水，避免烈日暴晒，伤津耗气。

夏秋之交湿气较重，容易滋生胃肠道疾病，饮食务必规律洁净，不食过夜食物，忌食生冷油腻，可以采取药膳或粥以调补脾胃。

秋季凉爽干燥，是健脾养胃，益气化湿的好季节，可采取运动、饮食和药物多种调补方法。起居作息上应早睡早起，适时增加衣被，以防感受伤寒。秋季饮食宜食酸收之品，此季节时令果蔬丰富，酸味水果可保肺滋阴、益胃生津。冬季万物蛰伏潜藏，以抵御严冬。此时应顺应季节变化以闭藏为养，要求精神内敛，起居作息应当早睡晚起，节制房事，顾护精气。饮食应以滋阴温阳为主，适食牛羊肉、黑木耳、母鸡，少食盐；锻炼应注意防寒，避免冻伤，大风、大寒、大雪、雾露天气不宜进行户外锻炼。

冬季应注意保暖，早睡晚起，防止感寒。衣着应密实，但应透气，防止汗出着风，居所宜朝阳，室内温度恒定为宜。饮食宜温补健脾，增强自身免疫力。坚持室内外的锻炼不要间断，为来年打下良好的身体素质基础。

● 以吃时令食物为主

饮食要有节。不仅是要有节制，“有节”还有一个意思：如果冬天的东西到夏天吃就不叫有节；夏天不生长这个东西，你偏要去多吃这个东西，这叫“逆之”，“逆之则灾害生”，所以我们要以吃时令食物为主。现在可以吃到任何时节的新鲜蔬菜，这不一定是好事。

● 宜吃黄色食物

黄色属于五行中的土，对应到人体的脏器为脾胃。常见的食物有玉米、黄豆、南瓜、橙、柑、柚等，它们含有丰富的维生素 A 和维生素 D，能保护胃肠道，防止胃炎、胃溃疡等疾患发生，还能预防中老年骨质疏松等病症。这些食物中所含有丰富的维生素 E 能有效地减少皮肤色斑，延缓衰老。

● 饮食宜有节度

饮食要有节度，过分的肥甘厚味，或过饥过饱，食无定时，都会损伤脾胃，脾胃一伤，则诸病丛生。

有的人经常不吃早饭，午饭随便应付，晚饭时又呼朋唤友大吃大喝，一个晚上要赶三四个饭局，如贪食过度或暴饮暴食，超越了脾胃的运化能力，就会导致积滞难消，使脾胃失运。还有的女性朋友为了追求苗条，不吃饭，饮食不规律，长期下去，容易引起胃部功能紊乱而导致胃下垂。“饮食以时”，就餐时间和饥饱的平衡也需要注意。“晚饭少吃一口，舒服一宿”，现在很多人肥胖是因为晚上应酬，吃完就回去睡觉，所以就很容易肥胖。

● 吃饭忌太快

如果吃得太快，牙齿就不能充分把食物咬碎，消化酶也不能随食物进入胃，这样一来就会增加胃的负担，引起消化不良，使胃部不舒服。吃饭时要细嚼慢咽，这样可以促使人体充分产生消化酶，减轻胃的负担。

第四章 湿为美容大忌，女性养颜必修祛湿课

女人老得快，是湿邪在作祟

30 岁是人生的一道分水岭，告别了 20 多岁的单纯浪漫，还远离 40 岁的深沉厚重，30 岁的女人应该是一朵盛放的花，灿烂芬芳。但是，很多 30 多岁的女人却仿佛正经历一场噩梦，不少人开始出现衰老的症状，皮肤粗糙、皱纹横生、烦躁、焦虑，对于丈夫的温存也有些力不从心了。这些本应到 40 岁以后才出现的更年期现象都提前露出了狰狞的面目，困扰着很多姐妹。而导致这一切的罪魁祸首就是：阳虚。而阳虚的原因是体内湿邪当道。

《黄帝内经·素问·调经论》中认为："寒湿之中人也，皮肤不收，肌肉坚紧，荣血泣，卫气去，故曰虚。"虚证是因为体内有寒湿，而且中医认为虚证的本质就是衰老。所以，很多女性的更年期提前就是由于寒湿在体内作祟。外寒与体内的热交织在一起，又为湿邪。湿为阴邪，遏伤阳气，阻碍气机。

有人可能会有些疑惑，湿邪真的这么可怕吗？有句古话叫："千

寒易除，一湿难去。湿性黏浊，如油入面”。被湿邪侵害的人好像身上穿了一件湿衣服，头上裹了一块湿毛巾，湿腻腻的难受！湿与寒在一起叫寒湿，与热在一起叫湿热，与风在一起叫风湿，与暑在一起就是暑湿。湿邪不去，吃再多的补品、药品，用再多的化妆品都只是在做表面功夫，起不到根本作用。

不过，姐妹们也不用太担心，湿邪再可怕，还是有对付它的办法，那就是养阳。这才是祛除体内湿气的最好武器。充足的阳气就如同我们体内的一轮暖阳，会温暖我们的身体和容颜。

天气晴好时，可以享受日光浴，洗澡应洗热水澡，程度以全身皮肤微微发红、通身汗出为宜；穿衣尽量保持宽松，面料以棉、麻、丝等透气散湿的天然纤维为主，这样有利于汗液蒸发，祛除体内的湿气。

居住的环境应当干燥、通风，尽量避免居住在低洼潮湿的地方。尤其是盛夏暑湿较重的季节，尽量减少户外活动，避免长时间在烈日下活动。无论工作强度多大，也应尽量避免熬夜，保持充足、有规律的睡眠。

运动方面，高强度、大运动量的锻炼比较适合湿热体质者，如中长跑、爬山、游泳、足球、篮球、武术等。不过，由于夏天气温高、湿度大，最好在早晚凉爽时进行锻炼。如果在冬季进行锻炼，则以舒适微汗为度，注意运动前后的保暖，避免着凉。

把湿热关在身体里会长痘

有的女孩经常脸上时不时地冒几颗痘痘，尤其是夏天的时候，天气潮湿，皮肤很容易出油，时不时就要冒出来几颗，遇到当天有重要的事情，见重要的朋友或者客户，很没“面子”。还有的女孩，更惨，是天生的大油底，稍微一不注意饮食，吃点辛辣刺激或者油厚的食物，第二天痘痘就冒出来了。甚至有的时候，明明生活很规律，却莫名其妙地冒出几个痘痘，真是烦不胜烦。

湿是一个人长痘的重要原因。如果体内有湿，则会伤及脏腑，脾胃不能运化多余的水分，蓄积在皮肤，就会在皮肤上表现出来。体内有湿的人，皮肤如“裹油”，皮肤中的油脂过多，或者没有来得及清理干净，就会长痘。

为什么夏天长痘体质的人最容易并发呢？在炎热的夏季，闷热的天气几乎让人窒息，再加上体内有湿的折磨，久而久之，湿热结伴，相互蒸腾，更易损伤五脏六腑，引起全身的不适。中医都说，“湿中发热近于相火”，人体一旦遭到湿热的侵袭，青春痘、酒糟鼻、头发油腻、脱发、口臭等问题就会接踵而来。要想轻轻松松过一夏，想要和痘痘说再见，就得快点赶跑身上的湿热。

湿热体质人在饮食上应以燥湿清热，饮食清淡为主。要不嗜烟酒，不吃辛辣、油炸类食物，尽量少吃大热大补的食物，比如辣椒、葱、姜、蒜、狗肉、牛肉、羊肉等。多吃具有清利化湿功效的食品，比如薏苡仁、莲子、茯苓、红小豆、蚕豆、绿豆、鸭肉、鲫鱼、冬瓜、丝瓜、苦瓜、黄瓜、西瓜、白菜、莲藕等。

湿热体质的人可以适当喝些苦丁茶，一般来说，苦的东西都有清热祛火的作用，苦丁茶对改善面部等身体上部的湿热有很好的效果。此外，湿热体质的人，还要多吃富含膳食纤维的果蔬，有利于保持大小便通畅，防止湿热郁积。

七物黄连汤对湿热体质者也有很好的调理作用。

七物黄连汤

材料 黄连、茯苓、黄芩各20克，芍药、葛根各20克，甘草36克，小麦9克。

做法 取清水1000毫升，煎熬上述药材。

功效 清热解毒，利尿泄热。

经常“上火”，是因为体内寒湿重

“上火”对大家来说都不是什么新鲜词，每当口舌生疮、大便干结、流鼻血、眼睛干涩，脸上长痘痘，我们都会说这是“上火”了。对此，有的女性就自己买祛火药，或者喝凉茶来降火，但有时候这些方法也不管用，甚至越吃药越上火。

中医将“火”分为实火和虚火，实火的治疗是用清热、降火的泻法，虚火则是用补法。如果是实火，现在中医最常用的各种清热、解毒、降火的药和西医的消炎药都是对症的，连吃3天肯定降火。但是现在单纯有实火的人已经越来越少，多数都存在虚火的表症。

《黄帝内经》里说：“今夫热病者，皆伤寒之类也……人之伤于寒也，则为病热”。这里指出寒为热病之因。若寒邪过盛，身体内表现出的就是热症、热病，也就是说虚火实际上是由寒引起的。

如今，许多人存在一些错误的饮食观念，比如吃火锅、烧烤之后就要喝凉茶；不分季节大量食用各种寒凉的瓜果蔬菜。还有，在生活习惯上，在炎热的夏季长期使用空调，而女士们为了显示身材又尽量少穿衣服，这样使得大量寒湿悄然进入体内。

这些进入体内的寒湿造成的直接后果就是伤肾，引起肾阳不足、肾气虚，造成各脏器功能下降，血液亏虚。肾在中医的五行中属水，水是灌溉、滋润全身的，当人体内的水不足时，身体就会干燥。脏器也是一样，每个脏器都需要工作、运动，如果缺少了水的滋润，就易生热。最典型的是肝脏，肝脏属木，最需要水的浇灌，而一旦缺水，肝火就非常明显。如果给肝脏足够的水，让肝脏始终保持湿润的状态，它就不可能干燥，就不会有火。

也就是说，如果体内寒湿重，又不及时将寒湿排出体外，肾阳就越来越不足，虚火就越来越大。这也是越用泻火、清火、降火的寒凉药物“下火”而火越大的原因，就是这些药使得体内寒上加寒、虚上加虚，火才越来越大。

上火经常表现在头面部。因为肾主骨髓、主脑，肾阳不足，肾气虚时髓海就空虚，远端的头部首先出现缺血，血不能滋养头面部，自然反映的就是干燥症状，如眼睛干涩、口干、舌燥、咽干、咽痛等。又由于没有充足的血液供应，各种炎症就会反复发作，成为各种长期不愈的慢性病，如慢性鼻炎、慢性咽炎等。

艾灸，可以选用脾俞、胃俞、肾俞、命门、腰阳关、足三里、昆仑这些穴位，能温肾中阳气，散脾经湿邪。

按摩，则可以选用一些不宜艾灸的穴位，主要以脾经为主，如阴陵泉、三阴交等。也可以沿着脾经按摩，因为脾为阴经，最好不要艾灸，免得耗伤阴液。

如果是火大的女性，在用一般的推拿按摩方法疏通经络后，虚火仍很大，那就可以试试泡脚。泡脚可使人体微微出汗，有温阳通经的作用，足下温热，湿邪容易从身体散发。可以用艾叶、苦参、黄檗、大黄、蛇床子、姜、地肤子、石菖蒲、蒲公英等草药煎汤泡脚。

另外，运动出汗也有助于排出寒湿。因为通过运动，体温明显升高，血液循环加快，出汗的同时，既排出寒湿也带走了虚火，能够疏通经络。适合女性的运动有很多，比如慢跑、打球、瑜伽等，每天坚持锻炼，不仅可以塑造婀娜身姿，还能驱寒降火。

因此，女性想要防患于未然，想要避免上火，就不要贪凉，要懂得合理饮食，多运动，不让寒湿在体内瘀积。这样肾气十足，自然会经络通畅，有效地减少虚火的发生。

塑身先除痰湿，让身体不再虚胖

我们一直都在说湿，那么什么是痰湿呢？简单来说，就是湿停滞时间过久了，就形成了痰湿。痰湿是湿的进阶，比湿更严重。

是如何形成的呢？医学上认为，痰湿是由于外感或内因等因素导致的脾胃气虚，不能运化水湿，进而导致其内停。痰浊形成后会继续阻碍气机的输布，使得气滞、湿阻现象更为严重。痰湿体质的人，表现特征要比湿更严重，如形体肥胖、嗜食肥甘、懒动、神倦、嗜睡、身重如裹、口中粘腻或便溏、舌体胖、苔滑腻等，严重者还会患上高血压、糖尿病、脂肪肝等疾病。

那么，是什么导致痰湿的呢？中医说，“脾为生痰之源，脾虚易致痰湿”。所以说，脾虚是导致痰湿的根本原因。我们知道，脾有运化精谷和水液的作用，脾虚的话，精谷和水液得不到运化。这样，你所摄入的任何食物和汤汤水水等，得不到运化，就停留在胃里、小肠里，化为脂肪，形成肥胖。在现在以瘦为美的时代，没有哪个女人希望自己是胖的。但是，有的人就是已经吃的很少了，但还是不见瘦，正应了“喝凉水都长肉”的话了。

这些身材臃肿的女人，大多是痰湿体质。有句话说，“瘦人多火，肥人多痰”，说的就是这个道理。痰湿体质的人看起来臃肿，没有什么精神，懒懒的，同样也没什么力气，也就是我们常说的虚胖。

虚胖、痰湿体质的人减肥时，也是困难重重。运动吧，身体懒懒的，就是不想动。节食减肥的方法倒是轻松，只需忍受一段时间的饥饿感，短期内是真有效果，瘦下来了不少，可一旦恢复日常饮食，则会很快复胖，甚至比减肥前还要更胖了。

想要从根本上解决问题，改善虚胖体质，还要从养脾、去痰湿入手。

任何减肥都与运动脱不开干系。运动可以使气机调畅，有利于津液的运行与代谢，从而改善痰湿体质，也就是易胖体质。运动的种类，如登山、慢跑、骑车、乒乓球、羽毛球、网球、游泳、舞蹈等都是不错的选择。

但是，还是有很多人不愿意运动，或者没有时间运动。这里，告诉大家几个痰湿体质者的药膳调理方，只要合理调理好自己的身体，就能让你吃着、躺着，轻轻松松的瘦下来。

菊花苡仁粥

材料 枇杷叶9克，菊花6克，薏苡仁30克，大米50克。

做法 将枇杷叶和菊花，加水3碗，煎至2碗，去渣取汁；加入薏苡仁、大米和适量水，煮粥即可。

功效 化痰除湿、清热解毒。

橘皮汤

材料 麻黄、橘皮各9克，干紫苏、柴胡各6克，宿姜、杏仁各12克，石膏24克。

做法 以1000毫升水分为两次煎药。先煎石膏，几次沸腾后，再与其他药材一同煎煮。

功效 祛痰理气，宣泄肺热。

赤豆鲤鱼

材料 活鲤鱼1尾（约800克），红小豆50克，陈皮10克，辣椒、草果各6克，料酒、生姜、葱段、胡椒，食盐各少许。

做法 将鲤鱼去鳞、鳃、内脏；将红小豆、陈皮、辣椒、草果填入鱼腹，放入盆内，加适量料酒、生姜、葱段、胡椒，食盐少许，上笼蒸熟即成。

功效 健脾、除湿、化痰。

山药冬瓜汤

材料 山药50克，冬瓜150克。

做法 将山药和冬瓜放至锅中，慢火煲30分钟，调味后即可饮用。

功效 健脾、益气、利湿。

芡实莲子薏仁汤

材料 排骨500克，芡实、苡仁各30克，莲子20克，陈皮5克，姜1块。

做法 把芡实、莲子、苡仁放在清水里浸泡清洗；排骨剁成小块，煮去血水；然后把排骨、芡实、莲子、苡仁、陈皮和姜全放入砂锅里；大火煮开后，改用小火炖两个小时，调味即可。

功效 健脾除湿。

祛除体内湿气，让女人不做黄脸婆

黄皮肤是黄种人的特色，但如果说一个女人脸黄，人家多半会不高兴，因为“黄脸婆”一般是指女人上年纪了，青春一去不回头。但是，现代社会，很多女性年纪并不大，却成了“黄脸婆”。一些结婚并不久的女性，由于生活上众多琐碎的事情而无暇顾及自身容颜的修整，导致容貌看上去比较衰老。甚至，由于生活节奏快，不少年轻的未婚女性也纷纷加入黄脸婆行列。“黄脸婆”这词对于一个女人来说是致命的，黄脸婆不仅意味着你的皮肤已濒临“崩溃”，而且也给你的青春打下重重的休止符号。脸对于女性来说，可是最重要的面子问题，不少女性花费很多时间和精力用在买护肤品、做护理等方面上，但往往效果不好，当下看起来不错，但一不用就恢复原形了。要知道，美是由内而外的，最好的美容方法是要从身体内部调理，由外而发，才能有好的气色。

好的气色一定要透着血色，例如说白里透红、黑里透红、黄里透红，这些是健康的气色。而如果只是单纯的颜色，没有透着任何血色，就不是健康的颜色。而“黄脸婆”显然大多不是常色，而是病色。实际上，“黄脸婆”与湿症有着很大的关系。

中医认为，淡黄而无光泽，称为萎黄，常见于脾胃虚弱，气血两亏；面黄虚浮，称为黄胖，多由脾虚久病失血所致。黄色晦暗如烟熏状，属阴黄，由寒湿郁阻所致。笼统一些说，就是黄色为脾色，主湿症和虚症，以脾病为主。为什么脾病了，会面色发黄呢？湿气伤脾，脾运转不好，气血就不能充实到肌肤上去，所以会面色发黄，成为“黄脸婆”。

所以，只有祛除体内湿气，调理好脾胃，让它重新投入到正常的工作中，脸色自然就会变得好看了。

很多白领们由于久坐，经常处于空调房中，很容易有湿气。三花聚顶茶可以帮助你驱除湿气，回复好气色。

三花聚顶茶

材料 玫瑰花 10 ~ 12 朵，茉莉花半小茶匙，人参花半小茶匙。

做法 80℃左右开水冲泡，代茶饮。

功效 玫瑰花味辛、甘，性微温，归肝经、脾经，理气解郁，化湿和中，活血散瘀。茉莉花味辛、甘，性平，化湿和中，理气解郁。人参花辛、微温，入心经、肾经，强心补肾，生津止渴，补脾健胃，调经活血，补血，平肝明目护肤养颜。三花聚顶茶，可疏肝理气，化湿健脾，护肤养颜。此茶对于脸已黄的女性效果尤佳。

湿气重则经行味臭，女人要时刻香香的

经行味臭是中医里的说法。经味是指月经的气味。正常月经一般无特殊气味。由于气味异常往往与其他月经病同时并见，所以医学上很少将经味异常列为月经病。事实上，经味异常不仅是临床上常可见到的月经病，并且通过了解月经的特殊气味，还可为正确的诊断和辨证提供有益的依据。常见的经味异常有经行味臭与经行味腥。经行味臭，就是月经来潮，气味臭秽难闻。很多女性对此羞于启齿，但是，如果有这方面的问题，建议尽快就医，否则，长期下去，可能会对身体造成更大的伤害。

从中医角度来讲，经行味臭主要是由湿与热邪所致。

● 湿热内蕴

导致湿热内蕴的原因有很多，如暴饮暴食，过度疲劳，伤及脾胃，脾失健运，导致湿浊内蕴，久而化热；或者嗜肥甘厚味，而湿热内盛；或思虑过度，情怀不舒，郁久生湿化热。湿热下行至子宫，与气血相搏，导致经行味臭。治疗时应以清热利湿、和血调经为主。

● 心肝火旺

情志损伤，肝郁化火；或思虑过度，心阴被耗，心火旺盛，邪热下迫血室，灼伤经血而致经味臭秽难闻。治疗时应以清肝泻火，凉血调经为主。

● 湿热壅毒

湿热内盛，或外感湿热之邪，侵犯冲任子宫，日久蕴壅成毒，灼伤胞脉，致使经行恶臭难闻。治疗时应以清化湿热，理气和胃为主。

● 血虚有热

素体内热，或嗜食辛辣，过服温热助阳之品，以致血虚热盛；或素体阴虚阳盛，或久病失血伤阴等，邪热内生，热迫血海，灼伤经血而致经行味臭。治疗时应以益气补血，清热解毒为主。

这里，告诉大家两个食疗方。

解毒四物汤

材料 黄芩、生地、熟地各12克，白芍、当归、黄连、川芎、山栀子各10克，黄柏6克。

做法 用水煎煮，取汁，分2次服。

功效 能清热解毒燥湿，凉血活血调经，是治疗湿热下注而致经行味臭的有效方药。适用于经行味臭难闻，月经量多且提前，质黏色黯，平素带多色黄味臭。

清肝渗湿汤

材料 当归、川芎、生地、白芍、山栀子、龙胆草、黄连、连翘各6克，银柴胡、泽泻、木通各5克，滑石10克，芦荟、防风、竹叶、灯心草、甘草各3克。

做法 用水煎煮，去渣取汁500毫升，分3次服。

功效 适用于经来味臭秽难闻，月经先期，质黏稠，色黯红，小腹坠胀而痛。

女性白带多烦恼，重在祛湿邪

白带是女性阴道里流出来的一种白色液体，有时透明，有时黏稠，无异味，它是由前庭大腺、子宫颈腺体、子宫内膜的分泌物和阴道黏膜的渗出液、脱落的阴道上皮细胞混合而成。中医认为："带下，女子生而即有，津津常润，本非病也。"白带中含有乳酸杆菌、溶菌酶和抗体，故有抑制细菌生长的作用。性行为过程中，白带会增多，对阴道有润滑作用，便于进行性生活。

一般月经中期白带增多，稀薄透明；排卵后白带又变黏稠，混浊而量少；经前及孕期白带均有所增多。

带下病是指白带的期、量、色、质、气味发生异常，并伴有以局部或全身症状为特征的疾病，多见阴道分泌物明显增多，绵绵如带，颜色、性状、气味异常，有白带、黄带、赤白带多种，或黏稠如脓，或稀薄如水，或异臭，伴有腰酸、腹痛及外阴瘙痒等。现代医学又称之为"白带异常"。带下病的病因极为复杂，但以湿病为主，且湿的轻重多少，直接关系到病情的严重程度，湿重则带多，湿轻则带少。

该病的发生多由饮食、劳倦、外感湿毒、脏腑功能失常引起或由肾虚房劳所致；也可因下阴直接感染湿毒虫邪，使任脉不固，发为带下病。带下病有虚实之分。一般带下量多、色白，质清无臭者，属虚；带下量多，色、质异常有臭者，属实。该病的治疗以祛湿为主：脾虚者，健脾益气，升阳除湿；肾虚者，补肾固涩，佐以健脾除湿；湿热者，清热利湿；湿毒者，清热解毒利湿；感虫阴痒蚀烂者，必须配合阴道冲洗和纳药等外治法。

艾灸治疗女性带下病，主要是益气健脾、除湿止带，所取主穴为脾俞、肾俞、气海、关元、带脉、足三里、三阴交、地机这几个穴位，肾阴虚者加中极、太溪二穴。

具体的灸治方法有多种，可以用艾炷直接灸，每次选 3～5 个穴位，将麦粒大的艾炷放置在穴位上，点燃施灸，每个穴位各灸 3～5 壮，每日灸治 1 次，10 次为一个疗程。中药附子具有祛湿邪的作用，采用艾炷隔附子饼灸治疗带下病，疗效甚佳。具体操做方法是：将附子饼放置在气海穴上，再在其上面放黄豆大的艾炷，点燃施灸，每次灸 10～20 壮，每日灸治 1 次，10 次为一个疗程。

如果时间充裕的话，也可以将适量艾叶和食盐用少许醋炒热后装入布袋，趁热熨灸脐腹部，每日熨灸 1 次，也可起到祛湿止带的作用。黄柏具有清热燥湿的作用，细辛可祛风散寒，艾炷隔黄柏细辛饼灸，也是一个治疗女性带下病不错的方法。具体操作方法是：将黄柏细辛饼放在中极、带脉、阴陵泉、三阴交和行间穴上，再在其上放置黄豆大的艾炷点燃施灸，每穴灸 5～7 壮，每日灸治 1 次，7 次为一个疗程。

第五章 常见湿热病不用愁，自我调理不求医

肥胖：体内无湿气，减肥也轻松

现代人，由于营养充足，又缺少运动，很容易发胖。人一胖了，首先胖的是肚子，鼓鼓的，像个孕妇，又像个小坟丘。有人戏称这是“将军的体形”。可是这将军的体形，却没有将军的精神，平时弯不下腰，走路好像抱个沉重的包袱，出一点力就气喘，一点精神也没有，一坐下就犯困，尤其是天热时，汗流颊背，气喘吁吁，这种状态干什么都是活受罪。都说胖有福，但是胖在某种程度上也是祸，祸害外在形象，甚至危及生命，很多胖人都有这样和那样的病症。

中医学对肥胖早有认识。肥人多痰湿而经阻，气不运畅，血液较常人有所改变，认为其血液黏稠，运行缓慢，导致新陈代谢缓慢，不能及时吐故，从而造成体内堆积而肥胖。肥胖多属标实本虚之证，标实以湿、水、痰、食、瘀为主；本虚则以脾肾虚弱，肝失疏泄为主。脏腑功能失调，肝郁气滞，脾虚失运，肾虚气化失职，痰浊内生，或外受湿邪，使痰湿蓄积体内而肥胖。

人体腹内器官有胃、脾、大肠、小肠器官，都是接爱食物输送营养之所，以上那些原因所造成的堆积都先存在于腹部，所以肥胖常常先从腹部开始。

减肥有多种方法，这里给大家推荐腹部刮痧的方法。腹部刮痧的方法以健脾益气、化痰祛湿、疏肝行气、活血化痰、补益肾气、润肠通便为主，用刮痧的方法以行气消食、降脂消痰、疏理三焦等法，从而调解整个机体功能，加速体内多余的脂肪分解，达到减肥消胖之目的。

具体刮拭腹部方法如下：

（1）被刮拭者取站、卧姿式皆可，但最好是站立，刮拭时要收腹，这样腹肌收缩，腹部脂肪就会突出，脂肪受到刮拭等于得到了运动，脂肪就会因运动而分解。

（2）刮拭前用热毛巾擦洗患者被刮部位的皮肤，然后在要刮拭的部位和经穴上涂红花油或其他介质。

（3）刮拭时，刮痧板与腿成30度角，力度轻柔，顺着自上而下或自里到外的方向刮，不可来回刮。

（4）刮拭腹部正中线，从鸠尾穴经中脘穴、关元穴刮至曲骨穴，每次刮封二十下左右。

（5）刮拭腹部两侧，从幽门穴刮至日月穴，每交刮十下左右。

注意空腹或饱餐后禁刮，急腹症忌刮，神阙穴禁刮。同时在腹部刮痧期间及以后的生活中要吃清淡的食品，多运动，培养乐观的生活态度，以配合治疗。

方法虽简单，却是有效，中医就是用最简单的方法来解决最复杂的问题。

关节痛：祛除寒湿，血液畅通就无碍

膝关节连接着我们的大腿和小腿，对身体起着重要的支撑作用，同时也对运动有着很重要的作用。如果膝关节出了问题，轻的可能就是肿胀疼痛，但是还能勉强活动，要是严重的话，就会卧床不起。膝关节部位由于血液运行并不是很充足，很容易感受外界的邪气，比如受凉、受风、受潮等，都会损伤肌肉筋骨，引起疼痛。还有很多膝关节疼痛的朋友每到阴天下雨或者是刮风的时候，疼痛就会加重，使人很无奈。

风湿性关节炎是比较常见的一种疾病，是风湿热的一种表现。中医认为，风湿性关节炎是由于久居潮湿，寒冷地带或汗出当风、冒雨、涉水及产后受风寒等因素所致的一种肢体关节炎症，属于“痹证”的范畴。

得了风湿性关节炎，可以采用按摩疗法。先用推法、揉法等，轻轻按摩，先使病变部位的肌肉松弛，气血通畅；继而对疼痛部位使用点、按、捏、拿手法，达到舒筋活络、消肿止痛的目的；最后用摇、滚、揉等手法，再次放松肌肉，调畅气血。每次治疗时间15~30分钟，2~3天一次。

大家也可以针对性地选择穴位按摩，取风市、环跳、阳陵泉、足三里、三阴交、申脉等穴位，以及病变附近的穴位，如梁丘、血海、膝眼、阳陵泉、足五里等穴。用拇指或食指点压按揉，指力由轻到重，各强压1~2分钟，反复进行2~3次。每天或隔天1次，按压后配合运动关节。

中药泡脚法对风湿性关节炎也有辅助作用。取伸筋草、秦艽、桑树根各30克，加清水2000～3000毫升，煎沸10分钟后，将药液倒入脚盆中，先熏蒸患处，待温泡脚30分钟，每天1次。泡脚后配合足部按摩，可选取肾、输尿管、膀胱、心脏、颈椎、胸椎、腰椎、骶椎、尾骨、肩、肩胛骨、斜方肌、髋、膝、腿、上下身淋巴等反射区进行按摩。

中医认为，药补不如食补。得了风湿性关节炎也可以用饮食疗法来辅助治疗，加快康复进程。中医治疗的基本原则，有虚者补之，实者泻之，寒者热之，热者寒之等。配膳时要根据个人的阴阳、虚实、寒热，来选择不同的药膳配方。一般而言，关节疼痛游走较明显的，适合用葱、姜等辛温发散之品；疼痛比较明显的应该用胡椒、干姜等湿热之品，并且要忌食生冷；关节沉重较明显的患者，则适合用茯苓、苡米等健脾祛湿之品，并且要少吃油腻的食物；关节有灼热感的患者，药膳宜采用黄豆芽、绿豆芽、丝瓜、冬瓜等食物，不宜吃羊肉及辛辣刺激性食物。掌握了这些原则，你就可以依据自己的病情和口味，来制作美味可口，还能治病的佳肴。

饮食上要配合一些祛湿温补的食疗方。

生姜鸡：用刚刚开叫的公鸡1只，生姜100～250克，切成小块，在锅中爆炒焖熟，不放油盐。会饮酒者可放少量酒，1天内吃完，可隔1周或半月吃1次。用于关节冷痛，喜暖怕寒者。

鹿茸鸡：以当年的公鸡1只，鹿茸3～6克，在锅内焖熟，不放油盐。吃肉喝汤，两天吃完。可根据情况每隔1周或半月吃1次。夏天及关节红肿疼痛者勿用。

竹叶酒：淡竹叶30克，白酒500克。将淡竹叶剪碎装入纱布袋中，浸泡酒内，3日后即可饮用。祛风湿，畅心神。适宜于风湿热痹、关节热痛而心烦、尿黄赤者。

浮肿：排走人体多余的水

浮肿就是水肿，简单说就是体内增加太多水分排不出去，导致体重增加的同时，会出现眼皮浮肿、脚踝或小腿水肿等。大部分的浮肿是由肾脏或心脏疾病所引起的。

虽然浮肿有的时候并不怎么影响生活，但要注意其病因。如果只是饮水过多或长时间站立所造成的浮肿，不用担心。曹禺《北京人》第一幕："她不到四十岁的模样，身体已经发胖，脸上仿佛有些浮肿。"虽然不严重，但这也是很多人的困扰。

中医认为，浮肿主要是风邪外袭，水湿浸渍导致肺不宣降，脾不理运而成。

治疗浮肿可以采用刮痧的方法。刮痧治疗方法如下：

（1）用热毛巾擦洗患者被刮部位的皮肤，在要刮拭的部位涂上刮痧油后，采用直接刮法。沿足太阳膀胱经依次刮拭大杼、膏肓、神堂、肺俞、脾俞、肾俞、三焦俞，重刮大椎、大杼、膏肓、神堂经穴部位，待出现紫红色瘀斑后，再刮拭其他经穴部位。阳证用泻法，重刮水分、三焦俞等3~5分钟；阴证用补法，轻刮脾俞、肾俞等3~5分钟。

（2）采用直接刮法。沿任脉依次刮拭气海、水分、关元以及上肢的合谷穴，下肢的三阴交、足三里等穴，至皮下呈现痧痕为止。如患者伴有面部肿胀，加副水沟；四肢肿大者，加刮厉兑、阳陵泉。

如果你没有时间，或者比较紧急的情况下，可以以手按下肢的三阴交和足三里等穴，使劲点按了五分钟。直到浮肿不那么严重，同时也觉得清爽多了再停止。

另外，出现浮肿时，要限制水分和盐分的摄取；为了能排出身体多余的水分，最好多吃有利尿作用的食物。情况严重，而无法痊愈时，必须接受医师的诊断。平时要注意饮食和起居，预防感冒，不宜过度疲劳。忌食辛辣、烟酒等刺激性食物。

下面还有一些治疗浮肿的小偏方，也可以试一下。

（1）葱白适量、商陆25克、麝香少许。后二味共研细末，与葱白共捣如膏，敷于患者脐孔，盖以纱布，每天换药1次。敷药后24小时小便量即逐渐增多，3~5日收效。

（2）乌鱼（去鳞及肠杂）1个、大蒜适量。大蒜纳入鱼腹，湿纸包裹，黄泥封好，煨熟为度，取出食之。

（3）赤小豆150克、大蒜头3个、生姜15克、商陆根30克。共煮熟，去姜、蒜及商陆根，以汁拌豆空腹服。

（4）蝼蛄100条（焙干），附片50克、洗干姜30克。上方共研细末，分成30包，每日2次，每次1包。

脚臭：健脾燥湿，从根本上解决汗脚的烦恼

人们通常认为，脚臭的人是天生的。汗脚，没有办法改变。其实，这种想法是错误的，汗脚和臭脚多是由脾湿造成的，只要将脾调养好，脚臭的问题也就解决了。

中医认为，阳加于阴谓之汗，比如人们在运动的时候，运动生阳，阳气蒸腾阴液，就形成了汗，跟烧水时产生的蒸汽是一个道理。适度出汗是正常现象，对人体有好处。但“汗为心之液”，如果出汗过多就容易损伤心阳，成为许多疾病的征兆。如果胸部大汗、面色苍白、气短心慌，这是“亡心阳”的兆头，亡心阳就是西医中的水

电解质紊乱症，以脱水为主；如果额头出汗，汗珠大如豆，形状如同油滴，这是虚脱或者要昏倒的先兆，体质虚弱者或者低血糖病史的人尤其要当心；如果偶尔手心脚掌出汗，尤其是在公共场合，这多半是精神紧张造成的，调整一下心态就可以了；如果手脚常年多汗，说明脾胃功能有些失调，如果脚汗特别臭的话，就说明体内湿气很重。

中医上讲，“诸湿肿满，皆属于脾”，汗脚就属于“湿”的范畴，脚特别臭的人是因为脾肿大，而脾肿大则是由于脾脏积湿，脾湿热的时候，脚就会出又黄又臭的汗，就形成了“汗臭脚”。想告别汗臭脚就应该吃一些清热祛湿的药，然后每晚都用热水或者明矾水泡脚，明矾具有收敛作用，可以燥湿止痒。还可以适当多吃些健脾祛湿的扁豆。

此外，从饮食上调养脾脏也可以达到不错的功效，下面介绍两款药膳：

山药茯苓粥

材料 山药、茯苓各50克，粳米250克。

做法 先将粳米炒焦，与山药、茯苓一同加水煮粥即可。

功效 健脾养胃。

莲子粥

材料 莲子、白扁豆、薏仁米各50克，糯米100克。

做法 莲子去心，与白扁豆、薏仁米、糯米一同洗净，加水煮成粥即可。

功效 健脾、养心，除湿气。

另外，生蒜泥加糖醋少许饭前食，或用山楂条、生姜丝拌食。还可用香菜、海蜇丝、食盐糖醋少许拌食。均可达到健脾开胃的目的。

食欲缺乏：调理脾胃，让胃口大开

生活中，胃口不好是人们经常会遇到的现象。我们很多人在伤心、生气、紧张或者生病的时候都不想吃东西，感觉不到一点饿，这是一种食欲不振的病理反应。食欲缺乏是指食欲不佳，不想进食，甚至看见食物就感到饱胀反胃，腹中不适的疾病，可伴见脘腹疼痛、胸闷、口干口苦、恶心、呕吐、腹泻等症状。中医认为食欲不振与脾气虚弱，不能健运，导致水谷不能运化，或与情志不遂，肝气郁结犯胃，胃气升降失常有关。

而“人是铁饭是钢”，吃不下饭是不行的。尤其这个时候，人的脾胃功能很弱，胃气消耗也往往比平时更大。越不吃，脾胃更没有东西可以运化成气血，身体就会更受损，这时怎么办呢？最好的办法就是开胃，让人产生饥饿感，可选择刮痧穴位的办法。

刮痧时选择以下经穴：

督脉：肝俞至胃俞。

任脉：中脘至神阙。

心包经：内关。

胃经：足三里至丰隆。

脾经：三阴交。

肝经：太冲。

使用刮痧板的厚缘在所选穴位刮动，病程短者用力较重，病程长者用力较轻。

推拿然谷穴也是一种很好的方法。在我们的脚内侧，足弓弓背中部靠前的位置，可以摸到一个骨节缝隙，这就是然谷穴。然谷穴是人体产生饥饿感的要穴。用大拇指用力往下按然谷穴，按下去后马上放松。如此重复10~20次。双脚上的然谷穴都要按。能让人的胃口长开、肠道常清。

另外，也可以采用倒立的方法。倒立时，胃X光的照片显现胃呈横的位置，胃液气泡会变成两个，这是理想的状态，对消除食欲不振很有帮助。高难度的动作做不来，可以做半倒立、肩倒立、头倒立等一些简单的动作，对增进食欲也有帮助。倒立是一种牵动胸部、腹部、背部、手部肌肉的全身运动，对女性来说，还有美容的作用呢！

很多上班族早饭一般不吃，中午12点吃午饭，晚上要么在家里要么去餐馆跟朋友同事大吃一顿。饮食如此不规律，久而久之，脾胃不出问题才怪。食欲不振时，一定要注意纠正类似上述这种不良饮食习惯，定时定量，少食辛辣油腻食物，切忌暴饮暴食，并多饮水。儿童还需控制零食，适当活动，以增加食欲。可以通过饮食调整，保持饮食均衡并富含纤维素，例如新鲜水果蔬菜及全麦等谷类。

在这里提醒，平常体弱多病的中老年人和素来胃口不好的孩子尤其要注意，“物壮则老”，任何事情都不可过度，人生如此，养生亦如斯！

腹泻：以补益脾胃为主，细心调养为辅

几乎每一个人都曾经有过腹泻的经历。正常一个人每天大便1~2次，腹泻后，可能你刚从厕所出来，就又有再去的欲望了。学生在

上课，员工在开会，出现这种问题实在是尴尬。

腹泻虽不是什么大病，但次数过多，体内大量的电解质及水分就会随粪便流失，很快出现周身乏力等症状，再强壮的人也耐不住三泡稀。

有人一腹泻就用止泻药，其实，这种做法并不正确。中医认为，同是腹泻，致病机理却各不相同，应该对症下药，才能起到治标又治本的效果。

中医认为，“湿胜则濡泄”。外感寒湿，或饮食不节，内伤脾胃，脾失健运而内生湿浊，则可导致腹泻。所以在治疗腹泻时应以补益脾胃为主。

而在使用刮痧治疗时，可以选择以下穴位：

膀胱经：双侧脾俞至大肠俞。

任脉：中脘至气海。

胃经：双侧天枢，双侧足三里至上巨虚。

脾经：双侧阴陵泉、公孙。

使用刮痧板的薄缘在所选穴位刮动，用力稍重。对急性腹泻可放痧，即在肘窝、腘窝处用三棱针点刺放血。

有一种简单的方法可以随时应用：用小棍敲脚后跟，一边脚后跟敲 18 下。可以治腹泻。

容易腹泻者，要解除心理障碍，消除思想负担，情绪安定，有利于肠胃功能的调整。日常节制饮食，讲究卫生，忌食生冷油腻和刺激性食物。不要吃生大蒜。因为大蒜的辛辣会刺激肠壁，加剧腹泻。但大蒜如果适当应用，则可以治疗腹泻，效果还很明显呢。这是因为大蒜有杀菌功能，具有强化胃肠消化机能的作用。

（1）大蒜、糖适量。生大蒜煨熟去皮，和糖服食。

（2）大蒜2头。将大蒜放火上烤，烤至表皮变黑时取下，放入适量的水煮，食其汁液即可。

虽然腹泻不算什么大病，但如果情况不见好转或粪便中带血，那就要看医生了。

便秘：润肠生津，让大便通畅

现代人生活节奏快，工作压力大，精神常常时刻保持高度紧张，这样很容易受到便秘的困扰。

便秘是指由于大肠传导功能失常导致的以大便排出困难，排便时间或排便间隔时间延长为临床特征的一种大肠病症。

便秘虽不是什么大病，却也十分让人痛苦，它可以可导致一系列的并发症产生。宿便堆积在肠道里不断产生各种毒素，毒素堆积，污染人体。长期便秘还可致痔疮的产生和出血，甚至出现肛裂疾病的发生。

关于治疗便秘的方法，五花八门，有食疗的，有用药的，有按摩的，但是办法多，出路少，最后能彻底解决问题的却是少之又少。

想要治疗便秘，首先要了解出现便秘的原因。便秘和大肠经有关。中医认为大肠经有个很重要的功能是“津”，所谓津一是指水液，二就是往外渗透的力量。如果这种力量过强，把里面的水液都渗透出去了，就会形成便秘；而如果这种力量特别弱时，就会拉稀、腹泻。所以，治疗便秘以整肠润肠、祛湿利水为主。

吞咽口水也可生津防便秘。食物进入身体后，经过胃的消化，小肠的吸收后，食物残渣进入到大肠，最后由肛门排出体外，而平时有意识地吞咽口水，可以补充津液，增强排便动力，使大便顺畅地滑出肠道。

对于已经患了便秘的人而言，可以试试摩腹法，这可以暂时帮你解决排便不畅之苦：双手对搓摩热，然后以肚脐眼为中心，用右手按顺指针方向按摩腹部，记住每次按揉到肚脐下方时，手要向下捋一下，这可以很好地帮助大便下行。

还可以采用刮痧的方法治疗便秘：先用平面按揉法分别按揉鼻两侧的迎香穴。迎香穴就在鼻翼两边。我们说鼻子就像两个分括号，在这分括号中点的地方就是迎香穴。迎香穴是手阳明大肠经、足阳明胃经的交会处，刺激这个学位可以调节肠胃功能。然后用单角刮法，轻轻刮拭胃经天枢穴、大横穴和脾经的腹结穴。可以直接促进肠道蠕动，有助于治疗便秘。

另外，便秘还要注意调整饮食，平时应多吃些含纤维素多的食物，如粗制面粉、糙米、玉米、芹菜和水果等，以增加膳食纤维，刺激和促进肠道蠕动。芝麻和核桃仁有润肠作用，老年人也可适当多吃一点。

适当多饮水，每天早晨空腹时最好能饮一杯温开水或蜂蜜水，以增加肠道蠕动，促进排便。平时也应多饮水，不要等到口渴时才喝水。

适当的体育运动能增强腹部肌肉的力量和促进肠蠕动，提高排便能力。还要养成每天定时排便的习惯。保持良好的心态。

痔疮：清湿热、培元气，跳出“十人九痔”怪圈

俗话说“十人九痔”，什么意思呢？就是说十个人有九个人都会得痔疮。痔疮发作很难受。由于所患部位在肛门私处，很多人往往因为害羞心理而不积极治疗，以致痔疮反复发作，越来越严重，到

最后痔瘘生，长年流脓流血水，则更难治。由小病酿成大病！有的人一累就会便血，还有的人严重点，经常便血。这就要非常注意了，它很有可能引起贫血。

痔疮是什么原因引起的呢？中医认为，久坐久立、负重远行或饮食失调、嗜食辛辣甘肥、泻痢日久及劳倦等，这些因素会导致肛肠气血不调、络脉瘀滞、蕴生湿热而成痔疮。

要缓解甚至治愈痔疮，刮痧是一种很有效的方法。刮痧的方法如下：

（1）用单角刮法刮拭头顶部百会，并以面刮法刮拭背部腰俞至长强穴，及腰部奇穴痔疮穴。

（2）用面刮法从上向下刮拭腹部关元至中极穴。

其中所涉及到的穴位位置如下：

百会穴位于人体的头部，头顶正中心，可以通过两耳角直上连线中点，来简易取此穴。

腰俞穴位于腰部，臀沟分开处即是。

痔疮穴位于第 3、4 腰棘突附近寻找充血点即是。

关元在下腹部，前正中线上，当脐下 3 寸。

中极穴在体前正中线，脐下 4 寸。

百会是足三阳经与督脉交会处，刮拭百会可疏散风邪；配腰俞、长强、关元、中极可清湿热、培元气，有助于治疗痔疮。奇穴痔疮穴是治疗此病的特效穴。

有痔疮的人要禁食辛辣刺激、油腻、煎炸熏烤及热性食品，如：羊肉、狗肉、生蒜、生葱、辣椒等，同时也应禁烟、禁酒。以上这些都是蕴生湿热的罪魁祸首。多吃富含纤维素的食物，如：新鲜蔬菜、水果、银耳、海带等。

有一种“提肛运动”对于治疗痔疮也很有效。方法如下：思想集中，收腹，慢慢呼气，同时用意念有意识地向上收提肛门，当肺中的空气尽量呼出后，屏住呼吸并保持收提肛门2～3秒钟，然后全身放松，让空气自然进入肺中，静息2～3秒，再重复上述动作；同样尽量吸气时收提肛门，然后全身放松，让肺中的空气自然呼出。每日1～2次，每次30下或5分钟。提肛时必须要用力，提肛之后最好马上排便。注意运动中要避免急于求成，以感到舒适为宜，关键在于持之以恒。通常，提肛运动在晚睡前或起床前以及大小便后做效果最佳。

印度人有一种古老的方法：每次便后用冷水洗肛，只要形成长期习惯，不仅几乎不会发生痔疮，还是一种治疗一定程度的痔疮的简洁之法。你也可以试一试。

咳嗽：清肺化痰，止咳不求医

咳嗽是人体清除呼吸道内异物做出保护的一种反射动作。长期、频繁、剧烈的咳嗽会影响工作、休息，甚至引起喉痛。

中医认为，咳嗽是因外感六淫，脏腑内伤，影响于肺所致有声有痰之证。《素问病机气宜保命集》中记载：“咳谓无痰而有声，肺气伤而不清也；嗽是无声而有痰，脾湿动而为痰也。咳嗽谓有痰而有声，盖因伤于肺气动于脾湿，咳而为嗽也。”因外邪犯肺，或脏腑内伤，累及于肺所致。所以，在治疗上以清肺止咳化痰为主。

有一套效果很好的刮痧方法，可以治疗咳嗽多痰：

（1）用面刮法从上向下刮拭双侧大杼至肺俞穴。大杼穴位于人体的背部，当第1胸椎棘突下，旁开1.5寸；肺俞穴位于第三胸椎棘突下，旁开1.5寸。

（2）用面刮法从上而下分别刮拭双上肢的尺泽、列缺穴。尺泽穴在肘横纹中，肱二头肌腱桡侧凹陷处；列缺穴在前臂部，桡骨茎突上方，腕横纹上1.5寸处。

咳嗽是由肺失宣肃，肺气不清所致。大杼至肺俞可以疏风，宣肺解表，尺泽为肺经合穴，列缺为肺经络穴，诸穴配伍既可疏散肺经风寒，又可清泻肺热而达到宣肺止咳化痰的效果。刮痧前后注意都要饮少量温水。

很多人治疗咳嗽都用西医。都说西医见效快，其实也不一定。很多人买各种各样的感冒、止咳药剂，吃了也不一定奏效。大家知道，药店里的药物是不断更新的，不断有新品牌的药物来代替旧品牌。这是因为人一直吃药，对药已经有了抗体，药物已经不能达到预期效果了。也有很多治疗咳嗽的中药、中成药，但都需要时间，使药理发生作用。相比来说，上面的刮痧方法既没有药性的伤身体，又简单，见效快。

另外，还可以结合食疗治疗咳嗽。

川贝母蒸梨：雪梨或鸭梨一个，川贝母6克，冰糖20克。将梨于柄部切开，挖空去核，将川贝母研成粉末后。装入雪梨内，用牙签将柄部复原固定。放大碗中加入冰糖，加少量水，隔水蒸半小时。将蒸透的梨和其中的川贝母一起食入。贝母为化痰止咳良药，与雪梨、冰糖并用，则起化痰止咳、润肺养阴的功效。可治疗久咳不愈，痰多，咽干，气短乏力。注意以选用地道药材川贝母其效佳。

南杏桑白猪肺汤：南杏15～20克、桑白皮15克、猪肺1具（约250克）。将猪肺洗净，挤除泡沫，切块，起油锅，加生姜爆炒后入砂锅。加入南杏，桑白皮，同煲成汤，调味后饮汤，猪肺可作佐餐用。猪肺味甘、性平，有补肺润燥作用。南杏味甘、性平，为宣肺润燥、止咳平喘的常用药。桑白皮性味甘寒，泻肺平喘。可治疗肺燥干咳，口干鼻燥，少痰或无痰。

外阴瘙痒：补肾祛湿，轻轻松松做女人

外阴瘙痒多发生在阴蒂或小阴唇附近，为妇科常见病。月经期、夜间后加重。本病属中医“阴痒”“阴门瘙痒”的范畴。中医认为，本病的发生是脾虚生湿、湿盛下注，或肝经湿热下注，或肝肾不足，精亏血虚，生风化燥所致。

治疗外阴瘙痒，宜穿宽松棉质内裤，保持外阴干燥、清洁，忌用肥皂清洗外阴。患病后不要搔抓外阴，以防损害皮肤。禁止盆浴，避免性生活，防止互相接触传染。饮食以清淡为主，忌酒辛辣刺激或过敏食物。

温热型的外阴瘙痒可食用马鞭草蒸猪肝。将猪肝 60 克，马鞭草 30 克。切成小块拌匀，用盖碗装好放蒸锅内蒸半小时，取出即可食用，1 次服完。

肝经温热型患者可服用祛湿解毒的汤剂：萆薢、赤茯苓，生薏苡仁各 30 克，黄檗 10 克，通草 6 克，苍术 12 克，苦参、牡丹皮、泽泻各 15 克，滑石、茵陈各 20 克。水煎服，一日两次。

另外，淘米水亦有清热解毒、润肤止痒的功效。在淘米水 1000 毫升中加食盐 100 克共煮，煮沸 5 ~ 10 分钟，水湿后擦洗患处。

除了药物疗法，治疗外阴瘙痒按压疗法也是很不错的选择。

● 肝经湿热

阴部瘙痒，胸闷不舒，口苦咽干，带下量多，色黄稠，烦躁失眠，小便黄赤。舌红苔黄腻，脉弦数。

按压穴位疗法：取任脉、足太阴脾经、足厥阴肝经穴。

选用穴位：中极、蠡沟、曲泉、曲骨、阴陵泉、行间、水道。

● 肝肾阴虚

阴部干涩奇痒，灼热疼痛，或带下量少，色黄腥臭，伴头晕耳鸣目眩、腰酸、五心烦热、口干咽燥。舌红苔少，脉细无力。

按压穴位疗法：取任脉、足少阴肾经、足太阴脾经穴进行治疗。

选用穴位：中极、血海、阴陵泉、三阴交、太溪、冲门。奇痒者加神门、止痒穴。

对于饱受外阴瘙痒折磨的女性来说，除了运用经络疗法外，还要注意外阴部的清洁卫生，不用肥皂清洗外阴，尽量克制搔抓和摩擦患处，饮食忌辛辣，注意避免情绪的忧郁和紧张。

慢性前列腺炎：湿热下注，用按摩来治疗

对于湿热体质偏于湿热下注，表现为阴囊潮湿的人，可以试试按摩疗法。阴囊潮湿和慢性前列腺炎有一定的关系，按摩对治疗慢性前列腺炎有很好的疗效。

慢性前列腺炎是泌尿外科最常见的疾病，发病率高，患者甚多，尤其在一些特殊人群，如酗酒者、过度纵欲者、性淫乱者、汽车司机、免疫力低下者中存在高发现象。由于其病因、病理改变、临床症状复杂多样，并对男性的性功能和生育功能有一定影响，严重地

影响了患者的生活质量，使他们的精神与肉体遭受极大的折磨，甚至有人丧失治愈的信心。

其实，此病并非不可治愈，下面就向大家介绍一种操作简便的按摩疗法，可以帮助患者病体早日康复。

具体操作方法有两种：

● 他人帮助按摩

便后，清洁肛门及直肠下段即可行按摩治疗。患者取胸膝卧位或侧卧位，医生用食指顺肛门干直肠前壁触及前列腺后，按从外向上、向内、向下的顺序规律地轻柔按压前列腺，同时嘱患者做提肛动作，使前列腺液排出尿道口，并立刻小便。

● 患者自我按摩

患者取下蹲位或侧向屈曲卧位，便后清洁肛门及直肠下段后，用自己的中指或食指按压前列腺体，方法同前，每次按摩 3～5 分钟，以每次均有前列腺液从尿道排出为佳。按摩时用力一定要轻柔，按摩前可用肥皂水润滑指套，以尽量减少不适。每次按摩治疗至少间隔 3 天以上。如果在自我按摩过程中，发现前列腺触痛明显，囊性感增强，要及时到专科门诊就诊，以避免病情加重。

另外，中医一直主张“未病先防”，对于前列腺疾病，必须从改变生活习惯开始进行预防。具体如下：

第一，适当给自己减压。长期处于紧张工作状态的男性，患前列腺疾病的概率相对较大。因此在工作之余，要适当放松心情，缓解压力。

第二，科学饮食。不饮酒或少饮酒，少吃辛辣刺激食物，同时减少油腻食物和不饱和脂肪酸的摄入，如动物脂肪、黄油、奶酪等，都应减少食用。可多吃一些蔬菜和含番茄红素高的水果。

第三，适当运动。不要久坐和长期骑车。最好在工作中养成经常起来活动一下的好习惯，多做放松活动。

第四，定期进行检查和自测。

第五，下面有一些注意事项，以供男性朋友参考。

洗温水澡。洗温水澡可以缓解肌肉与前列腺的紧张，因此可以减缓症状。

远离咖啡、辛辣食物与酒精。

平时适当多饮水、多排尿，保持大小便通畅，以帮助前列腺分泌物排出。

多放松。当生活压力减缓时，前列腺症状多会舒缓。

适当的性生活，避免过度房劳，不要手淫。

第六章 药在食物中，家常小菜也是除湿良药

薏米：是美食，也是祛湿良药

夏季，气温升高降水多，气候处于湿热交争状态。也是最容易让湿气进体的时候。这个季节，也是祛湿的良好时机。这时候，有一种食物，几乎家家都有，那就是薏米。

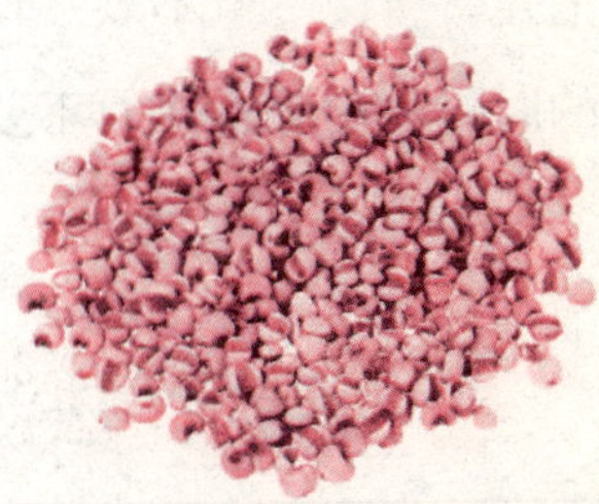

薏米，又名薏苡仁、苡仁、苡米，富含氨基酸、薏苡素、薏苡酯、镁、钙、B族维生素、维生素E等多种营养物质。

据《本草纲目》记载，薏米，“健脾益胃，补肺清热、祛风胜湿，养颜驻容、轻身延年”。有利水消肿、健脾去湿、清热排脓等功效。尤其是薏米利湿的效果很好，运化水湿是脾的主要功能之一，体内湿气太重就会影响到脾的负担。所以薏米的这种祛湿作用，能够为脾脏减轻负担，是夏季消暑健脾祛湿佳品。

此外，薏米也是五谷类中纤维质最高的，低脂、低热量，是减肥的最佳主食。薏米中还含有丰富的蛋白质、维生素、矿物质和糖

类，也是一种美容食品，常食可以保持人体皮肤光泽细腻，消除粉刺、色斑，改善肤色，而且它对于由病毒感染引起的赘疣等有一定的治疗作用。

当然，除了可以祛湿美容减肥之外，它还有很多不为人知的功效。

（1）现代药理研究证明，薏米有防癌的作用。其所含的硒元素，能有效抑制癌细胞的繁殖，可用于胃癌、子宫颈癌的辅助治疗。健康人常吃薏米，能使身体轻捷，减少肿瘤发病概率。

（2）薏米能增强肾功能，并有清热利尿作用，对浮肿病有益。

（3）薏米有促进新陈代谢和减轻胃肠负担的作用，可作为病中或病后体弱患者的滋补食品。

日常，薏米用作粮食吃，煮粥、做汤均可。薏米比较难煮熟，在煮之前需以温水浸泡2～3小时，让它充分吸收水分，在吸收了水分后再与其他米类一起煮就很容易熟了。要注意的是，薏米不容易消化，所以尽量不要多吃，尤其是老人儿童以及胃寒的人，吃薏米的时候一定要适量，不要多吃。

冬瓜：祛湿热，瓜皮效更佳

冬瓜又叫白瓜、东瓜、枕瓜。冬瓜具有适应性强、产量高、易搬运、耐贮存、口感好等特点，因此深受人们欢迎。

冬瓜是含水分最多的瓜菜，并富含丙醇二酸，能有效抑制人体内的碳水化合物转化为脂肪。同时还有较强的利尿作用，因此是减肥最理想的食品，有“减肥瓜”之称。

冬瓜虽含钠盐，但热量低，并且含维生素C和钾盐高，因此，对肾脏病、糖尿病、冠心病、动脉硬化、高血压等症有良好的防治效果。

中医认为，冬瓜性味甘、淡凉。入肺、大肠、小肠、膀胱经，有利湿消肿，清热解毒，下气消痰之功，《本经》言其“令人悦泽好颜色，益气不饥，久服轻身耐老”。《本草纲目》言其“主治小腹水胀，利小便，止渴”，《日华子本草》言其“除烦，治胸膈热，清热毒痈肿”。用冬瓜煮粥服食，是民间治疗水肿的常用方，《粥谱》言其可“散热，宜胃，益脾”。

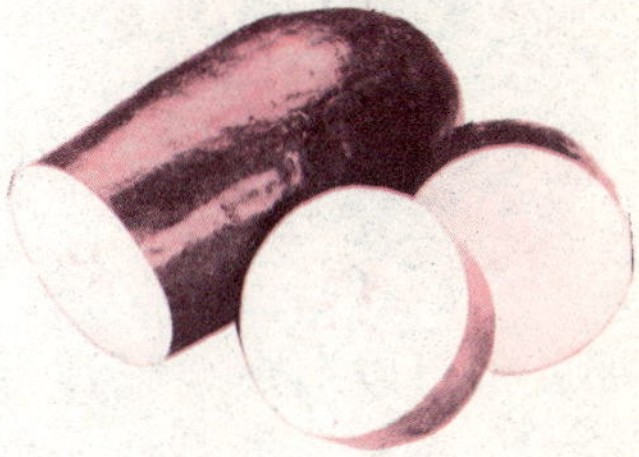

冬瓜是个宝，冬瓜子、皮、肉、瓤均有利水祛湿的作用，而瓜皮作用尤为明显，因此，烹调时，连皮同用效果会更好。

红豆：能祛湿热，保安康

红豆，也叫赤小豆，赤小豆是中医里的说法。

说到红豆，不免让人有些浪漫的联想。有诗云：“红豆生南国，春来发几支。愿吾多采撷，此物最相思。”诗中以红豆来寄托相思之情，不过这里说的红豆别名为相思子，不是入食入药的红豆。红豆具体分为两种：小而紧、色暗红者入药用，稍大色淡红或鲜红者则为食用。其功能以补脾行血、消痈散疖为主，对于痈疽脓肿或水肿胀满者都较为适用。

红豆归心经和小肠经，有清热祛湿、解毒消肿、利水健脾的功效。夏天的时候，可以和薏苡仁一起煮，可以去除体内湿热，治疗痘痘等。而且红豆性质平和，久食不致伤胃。

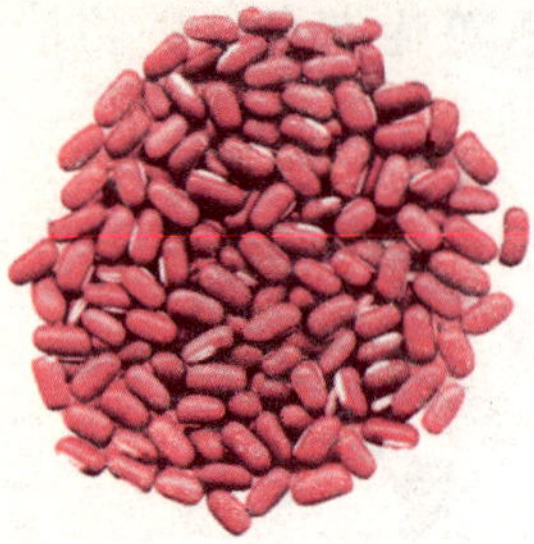

虽是这么小的一粒豆，却是治疗脚气的灵丹妙药。《本草纲目》就明确提出：“赤小豆粥，利小便，消水肿、脚气。”《食疗本草》还记载赤小豆跟鲤鱼一起煮食，对于脚气治疗十分有益。此外，赤小豆还有一个作用，那就是可以用来减肥，故《食疗本草》提出赤小豆“久吃瘦人”。

另外，红豆还有下气通乳的作用。产后用红豆煮稀饭，有助于乳汁通畅，防止乳痈的发生。由于其性质以下行为主，故对下焦热淋出血、痔疮热毒下血、肠痈、痢疾、便脓血等也有一定作用。

选择红豆的时候，最好选择颗粒饱满、颜色暗红的，效果最佳。

扁豆：健脾化湿，是长夏季节的祛湿佳品

扁豆不仅是营养价值较高的秋季蔬菜，又是用途极广的药材。扁豆性平味甘，入脾、胃二经，具有健脾、化湿的功效，入药治病以白子为良。

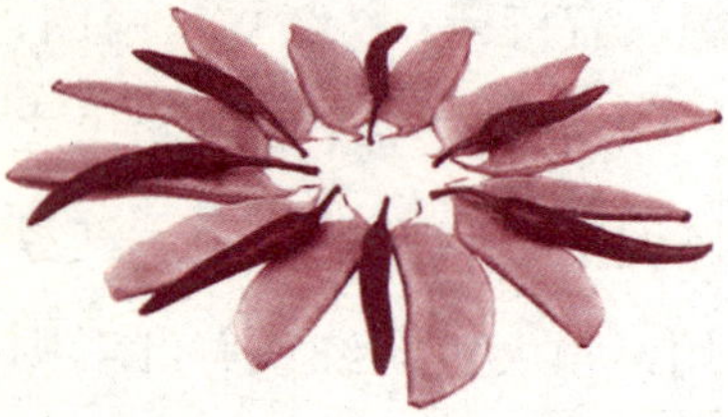

中医提倡我们吃当季的食物。“长夏”时期正是扁豆上市的时节。适合在暑热未消雨水增多的“长夏”食用。长夏时期雨水较多，暑热夹湿，脾胃最易受困，人常常觉得精神委顿、食欲缺乏、胸闷腹胀、困倦乏力等。而扁豆有健脾、和中、益气、化湿、消暑之功效，它的气味清香而不串，性味温和最合脾性。体内湿气重的人群，在长夏可以通过健脾、祛湿功效的汤、粥来调节身体。

《滇南本草》中记载，扁豆“治脾胃虚弱，反胃冷吐，久泻不

止，食积痞块”，说明扁豆也是调理脾胃功能的天然佳品。

在临床上，中医常用扁豆花治疗热感冒、暑湿、痢疾；用扁豆花与鲜藿香各15克配伍煎汤饮，还可以治腹痛、吐泻。由此可见，不起眼的扁豆浑身都是药。

脾胃不好的人不妨用扁豆和山药一起熬粥，其制法为：取山药片30克，白扁豆15克，粳米15克。先将粳米淘洗干净，白扁豆去杂洗净，同放入锅内，加适量水置武火上烧沸，再用文火熬煮至米成熟时，加入山药片、白糖继续熬煮至熟即可。常吃这道粥可以补益脾胃、益寿延年，尤其适用于脾胃气阴不足、乏力倦怠、气短少言、饮食乏味、口干欲饮、便溏等病症患者食用。

这里需要提醒大家的是，每年都会有因为食用扁豆中毒的事件，因为扁豆含有皂苷和血球凝集素，如果不熟透吃，很容易中毒。中毒较轻的人会出现恶心，呕吐等胃肠症状，重者可有呕血、四肢麻木等症状。很多人炒扁豆的时候喜欢用开水焯一下，但是焯也不能让食物全部熟透。所以，食用扁豆一定要炒熟、煮熟。

香椿：健脾利湿，可增进食欲

香椿又名椿芽、香椿头，古名榜、虎眼，是香椿树的幼芽，被称为“树上蔬菜”。它独特的气味，让人很难不注意它。同样因为它独特的气味，爱它的人爱死它，不爱它的人对它“敬而远之”。

中医认为，香椿味苦，性寒，有清热解毒、利湿、利尿、健胃理气的功效。香椿营养及药用价值十分可观，其叶、芽、根、皮和果实均可入药，具有提高机体免疫力，健胃、理气、止泻、润肤、抗菌、消炎、杀虫之功效。

香椿中含丰富的糖、蛋白质、脂肪、胡萝卜素和大量的维生素 C。其中的香椿素等挥发性芳香族有机物，可健脾开胃、增加食欲；维生素 E 和性激素物质，有抗衰老和补阳滋阴的作用，故有“助孕素”的美称。

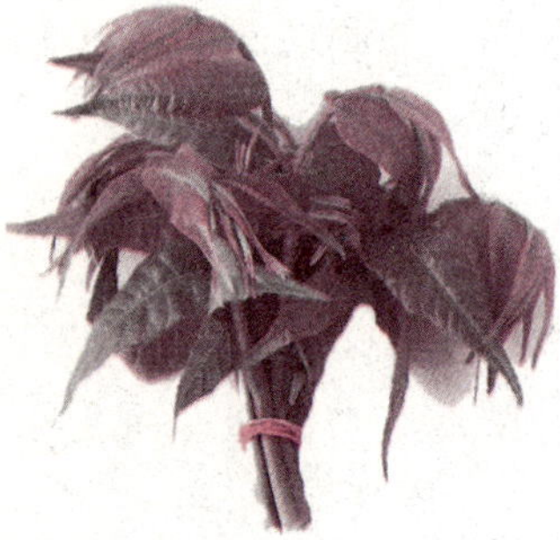

《黄帝内经》说：“司岁备物”，就是说要遵循大自然的阴阳气化采备食物，吃当时当地当季的食物，这样的食物得天地之精气，气味淳厚，营养价值高。谷雨前后是香椿上市的时节。谷雨属于暮春时节，特点是气温上升快、雨水多。因为这个时节降雨明显增多，空气的湿毒也逐渐加大，一些脾胃虚弱、阳气不足的人就容易受到湿气的侵袭。所以香椿应季而生，这时的香椿，不仅有很好的健脾利湿效果，还醇香爽口，营养价值高，有“雨前香椿嫩如丝”之说。

香椿可做成各种菜肴，春季新枝嫩时口感最好。香椿作菜用，一般都是腌后生食，对食欲缺乏者更有独到的开胃作用。还可将香椿用于外敷：把香椿洗净捣碎后外敷，可治疗疥疮和肿毒。

但是，香椿属于中医说的“发物”范围，如果有一些慢性疾病或者有医生叮嘱不能吃发物的人，最好不要吃香椿。鲜香椿中硝酸盐含量较高，在制作前用沸水焯一下。

藕：健脾开胃，是女人一宝

七月的荷花，是最盛的，池塘里热热闹闹地开了，给人无限的视觉享受；到了秋天，虽然荷花谢了，荷叶枯了，但是池塘下面却丰满充实起来，藕就该浮出水面，给人更多的馈赠了。

藕分为红花藕、白花藕和麻花藕三种。南方多红花藕和麻花藕，如“洪湖水浪打浪”的洪湖，出的藕又面又香，用其做成的排骨莲藕汤，非常有名；而北方，比如白洋淀产的白花藕，又肥又脆，特别鲜嫩多汁，甜味浓郁，可以凉拌或榨藕汁解渴。

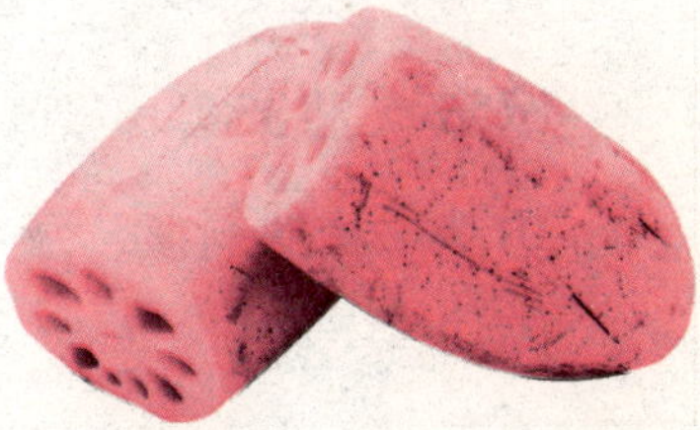

藕还富含淀粉，所以可以做成藕粉，直接冲了喝。西湖的藕粉很有名，在夏天，冲成透明的藕粉羹，再加入桂花和醪糟，冰凉了吃，格外去火。要是在里面加几滴薄荷的汁液，吃后，从口到胃，全都清凉舒爽，一直到底！

藕里面除了淀粉，还有天门冬素、维生素 C 和氧化酶，含糖量也很高，所以生吃鲜藕，里面的维生素和酶，才不会被破坏，能清热解烦，解渴止呕；最好将鲜藕压榨取汁，效果更明显。

煮熟的藕，性味就不像生藕那么寒了，转为甘温，能健脾开胃，益血补心，故主补五脏，有消食、止渴、生肌的功效。胃口不好的人，尤其是夏季不爱吃饭的小孩子，经常吃点排骨莲藕汤，或是糯米莲藕，就是很好的食疗了。

妇女产后忌食生冷，唯独不忌藕，就是因为藕有很好的消瘀作用，故民间有“新采嫩藕胜太医”的说法。藕不仅开胃健脾，还能通经消瘀，对女性乳腺和子宫都有很好的保健作用，还可以辅助老人延年益寿。

藕的用途很多，有的人经常鼻子、牙龈出血，就可以用生藕汁来调理，因为生藕含维生素 C 较多，又可以清内火。所以，实在是很方便的食疗了。

祛除湿气，药膳食谱功效好

芡实苡仁燕麦粥健脾利湿

材料 芡实50克，薏苡仁、燕麦各100克，陈皮10克。

做法 将芡实、薏苡仁、陈皮、燕麦加水熬制成粥。

功效 健脾利湿、理气化痰。薏苡仁作用缓和，微寒而不伤胃，益脾而不滋腻。芡实，又名鸡头米、鸡头实，有健脾养胃、益肾固精的作用。

桂花陈皮茶化痰祛湿

材料 桂花2克，陈皮3克。

做法 将桂花及陈皮放入杯中，用80℃的开水冲泡，代茶饮。

功效 化痰散瘀、理气燥湿。橘子皮晒干就是陈皮，陈皮有理气和中、燥湿化痰的功效。桂花气味芳香迷人，有理气提神的作用，特别是能去除体内湿气。

银耳山药薏苡仁羹健脾和胃

材料 银耳50克，怀山药100克，薏苡仁25克。

做法 银耳泡发撕成小朵，山药切成小片，薏苡仁加水泡软，三物入锅加水，煮成糊状，稍作调味。

功效 益气健脾，和胃生津。

薏苡仁山药豆浆健脾祛湿

材料 薏米、山药各30克，黄豆40克，清水适量。

做法 将黄豆清洗干净后，在清水中浸泡6~8小时，泡至发软备用；山药去皮后切成小丁，下入开水中略焯，捞出后沥干；薏米淘洗干净，用清水浸泡2小时。将浸泡好的黄豆同薏米、山药一起放入豆浆机的杯体中，添加清水至上下水位线之间，启动机器，煮至豆浆机提示薏米山药豆浆做好，过滤后即可饮用。

功效 山药里含有多酚氧化酶，能帮助脾胃消化，促进吸收。薏米可以治湿痹，利肠胃，消水肿，健脾益胃。薏米和山药同用，两者功效相得益彰，互补缺失，具有很好的健脾祛湿功效。

白萝卜炖排骨祛湿化痰

材料 白萝卜500克，猪排骨250克，大葱10克，盐适量。

做法 排骨剁成3厘米大小的块，白萝卜切成片；将排骨洗净放入砂锅炖至肉脱骨，再加入萝卜片、葱炖熟，撇去汤面浮油，加入盐适量即可。

功效 据《本草纲目》记载，萝卜有消食、化痰定喘、清热顺气、消肿散瘀的作用。白萝卜炖排骨具有消食健胃、理气化痰的功效。可用于脾失健运挟食、挟痰厌食症。

竹笋西瓜皮鲤鱼汤消暑祛湿

材料 鲤鱼1条（约750克），鲜竹笋、西瓜皮各500克，眉豆60克，生姜、红枣、盐各适量。

做法 竹笋剥掉硬壳，削去老皮，横切片，水浸1天；鲤鱼去鳃、内脏、不去鳞，洗净略煎黄；眉豆、西瓜皮、生姜、红枣（去核）洗净。把准备好的材料全部放入开水锅内，大火煮沸后，小火煲2小时，加盐调味即成。

功效西瓜皮青翠可爱，中药学中将其称为西瓜翠衣，认为其具有清暑除烦、解渴利尿的功效。这款汤具有祛湿降浊、健脾利水的功效。

冬瓜粥利湿消肿

材料鲜冬瓜连皮、大米各100克，或冬瓜子15克。

做法将冬瓜连皮洗净，切块；大米淘净，同放入锅中，加水适量煮粥即可食用。或将冬瓜子水煎取汁，加大米煮为稀粥食用。

功效此粥具有清热解毒，利湿消肿的功效。适用于水肿胀满，小便不利，暑热烦渴，消渴等。

土茯苓黄芪猪骨汤健脾益气祛湿

材料猪脊骨500克，土茯苓50克，黄芪30克，盐适量。

做法将土茯苓、黄芪洗净；猪脊骨洗净，斩块、飞水，和土茯苓、黄芪一起放入锅内，加入适量清水，大火煮沸后，小火煮1～2小时，加盐调味即可。

功效黄芪性温，味甘，有补气固表、利尿生肌等功效，可用于气虚乏力、自汗、水肿等症；而土茯苓可解毒除湿、利关节，能辅助调理筋骨挛痛、脚气、疥疮等。两者搭配炖汤，能起到健脾、益气、祛湿的功效。

金银花水鸭汤清热祛湿

材料金银花25克，水鸭1只，无花果2粒，鲜姜2片，陈皮、盐适量。

做法 金银花洗净，水鸭洗净后放入开水内煮5分钟，取出；锅中放入清水，煮沸后，加入金银花、水鸭、无花果、陈皮、姜片，大火煮沸后，改用小火炖2小时，加盐调味。

功效 清热解毒，养胃生津，祛湿。

山药芡薏粥化痰祛湿

材料 山药、薏苡仁各30克，芡实15克。

做法 山药去皮，切成细条，与其他材料放入锅中，加入适量清水，小火煮沸后，焖20分钟即可食用。

功效 化痰祛湿，健脾益胃。

茯苓粥健脾渗湿

材料 茯苓粉20克，粳米100克，盐、生姜粒少许。

做法 粳米淘净；粳米、茯苓粉放入锅中，加水适量，大火烧沸，转用小火熬至糜烂，再加盐、生姜粒，搅匀即成。

功效 有健脾补中、利水渗湿、安神养心的功效。

砂仁粥行气化湿

材料 砂仁末3~5克，粳米100克。

做法 先将粳米淘净煮粥，待粥煮熟后，调入砂仁细末，再煮沸三五分钟即可。

功效 有行气化湿、温中止泄、升阳化湿的功效。

扁豆茯苓饮健脾利湿

材料 扁豆、茯苓、炒薏苡仁各20克。

做法 扁豆、茯苓、炒薏苡仁一同放入砂锅中，加入适量的水煎煮。

功效 适用于气虚体弱、脾胃不足、食欲缺乏、大便稀薄者，有益气健脾、利湿止泻的功效。

扁豆香砂饮化湿消暑

材料 白扁豆、香薷各 10 克，砂仁 1.5 克。

做法 三者一同放入砂锅中，加水煎服，滤渣取汁。

功效 可化湿消暑，适用于暑湿吐泻、嗳气胃胀等。

二豆山药粥清暑祛湿

材料 扁豆、赤小豆各 10 克，山药、粳米各 20 克。

做法 上述材料加水同煮，煮至豆烂、米软即可食用。

功效 清暑祛湿，适用于暑热恶寒、泄泻呕吐、食欲缺乏等。

山药莲子粥益气健脾

材料 山药 20 克（或鲜山药 50 克），莲子、芡实、薏米各 10 克，大米 100 克。

做法 将以上诸药及大米洗净，加水适量，煮成粥食用。

功效 此粥有益气健脾、补中止泻的功效，适宜于脾虚症的调理。中老年人因脾虚而致消化不良腹泻、全身无力、自觉心累气短等，可喝此粥。

也附片鸡肉汤祛湿止痛

材料 鸡肉 100 克，熟附片 6 克，红枣适量。

做法》将鸡肉洗净切块，熟附片洗净，红枣洗净，去核；把全部原料一起放入砂锅内，加清水适量，文火煮3小时，至肉烂汤浓即可。

功效》温肾逐寒，祛湿止痛。适用于由风湿、类风湿引起的关节疼痛。

鲜红椒鱿鱼羹利水祛湿

材料》鲜红椒15克，干鱿鱼200克，鸡脯肉100克，盐2克，味精1.5克，胡椒粉1克，料酒6克，食碱3克，鸡油15克，高汤750克。

做法》鲜红椒洗净，控干水分，切段；鸡脯肉砸成泥；干鱿鱼放入温水中泡1小时，去头尾，切成极薄的片，用热水洗净，放入开水，焖泡至水温不烫手时，水倒出一半，再倒入滚开水焖，如此重复三四次，使鱿鱼颜色发白、透明、质软，泡入冷水待用；炒锅上火，加入高汤烧沸，鸡泥用汤冲入锅内，待鸡泥凝固，用小眼漏勺捞出鸡泥；倒入鱿鱼片浸3分钟后滗去汤，再重复操作一次，将鱿鱼片盛入汤碗中；汤内加入料酒、盐、胡椒粉、味精，撇去浮沫，倒入鲜红椒段，淋上鸡油，盛入汤碗内即可。

功效》补脾开胃，利水祛湿，可用于治疗腰膝酸软、气血不足、骨质疏松等症。

赤小豆绿头鸭汤利水祛湿

材料》赤小豆30克，绿头鸭1只（1000克），料酒、葱各10克，鸡油30克，姜、盐、鸡精、胡椒粉各3克。

做法》将赤小豆去泥沙，洗净；绿头鸭宰杀后，去毛、内脏及爪；姜切片，葱切段；将赤小豆、鸭肉、料酒、姜、葱同放炖锅内，加水2800毫升，置武火上烧沸，再用文火炖煮43分钟，加入盐、鸡精、鸡油、胡椒粉即成。

功效 补脾开胃，利水祛湿，可用于治疗腰膝酸软、气血不足、骨质疏松等症。

冬瓜鳢鱼汤健脾祛湿

材料 冬瓜500克，鳢鱼1条（约250克）。葱、盐、酱油、醋、料酒各适量。

做法 将冬瓜留皮切块；鳢鱼去鳞、鳃、肠，洗净；将冬瓜与鳢鱼放入锅内，加清水武火煮沸后，文火煮1小时，调味即可。

功效 具有健脾祛湿、通阳利水的作用。适用于糖尿病并发肾病。

玉米粉粥健脾祛湿

材料 玉米粉适量，粳米100克。

做法 将粳米洗净加水煮至米开花后，调入适量玉米粉糊，使粥成稀粥状。稍煮片刻即可。

功效 具有健脾祛湿、降脂健身的作用。适用于糖尿病性高脂血症，属痰湿内盛者。

苍术薏苡仁粥健脾祛湿

材料 苍术12克，薏苡仁90克，川牛膝15克，生石膏24克。

用法 苍术用米泔浸炒，然后，将所有的食材清洗干净，放入瓦锅内，再加入适量的清水，用小火煮2~3小时成粥即可。

功效 健脾祛湿，祛风散寒，适用于痛风患者。

泥鳅炖豆腐补中气祛湿邪

材料 泥鳅150克，豆腐100克，葱、生姜、绍酒、食盐、味精各适量。

做法 将泥鳅去头和内脏，洗净，放入锅内，加葱、生姜、食盐、绍酒、水适量；将锅置武火上烧沸，改用文火炖煮至五成熟时，加入豆腐，再炖至泥鳅熟烂，加味精少许。

功效 补中气，祛湿邪，利小便。主治湿热黄疸，小便不利，食少体弱。

菊楂决明饮健脾祛湿

材料 菊花3克，山楂、草决明各15克，冷水适量。

做法 把菊花、山楂、草决明放入炖锅内，加入250毫升凉开水，置旺火上烧沸，然后用小火煎10分钟；待汁液稍稍冷却后，直接饮用即可。

功效 清热明目，健脾开胃，活血化瘀，祛湿降压。

白茅根蒲公英茶清热祛湿

材料 白茅根50克，蒲公英40克，芦根、薏苡仁各30克。

做法 将上述药物分别拣杂，洗净，放入砂锅，加足量水，浸泡透后煎煮30分钟，用洁净纱布滤取汁放入容器中即成。

功效 清热祛湿，防癌抗癌。

莲子薏苡仁汤清热祛湿

材料 莲子、薏苡仁各30克，甘草6克，猪瘦肉60克。

做法 先将莲子（去心）、薏苡仁洗净，水浸半小时；甘草洗净；猪瘦肉洗净、切片；再把全部用料放入锅内，加清水适量，武火煮沸后，文火煮2小时，调味即可。

功效 清热祛湿，健脾益气。适用于卵巢癌证属湿热内蕴、脾气亏虚者。

第七章 药食同源，常见中药就能有效除湿热

藿香：芳香化湿，藿香正气水更是夏季必备药

藿香为唇形科植物广藿香或藿香的全草，有香气。一般认为产于广东的品质较优。藿香含挥发油，可用作强刺激药与芳香料，是香水常用的原料。

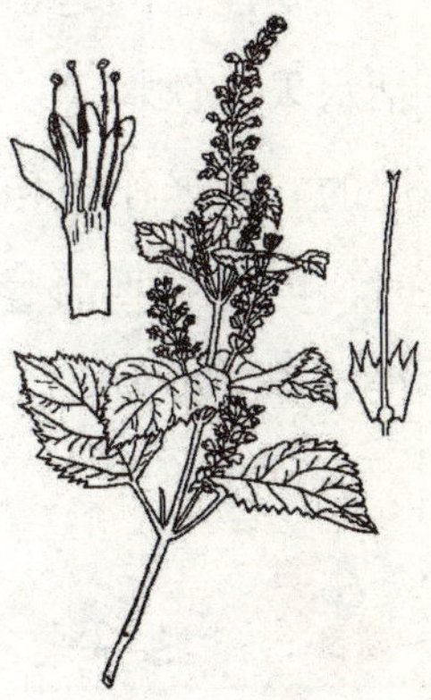

中医认为，藿香气芳香，善行胃气，能和合五脏。藿香性温，能解在表之暑湿，化体内之湿浊，适用于暑湿证、湿温证初起。藿香还可理气、和中、止呕，最适合湿阻中焦、胃失和降止呕吐。《本草正义》中说藿香“芳香而不嫌其猛烈，温煦而不偏于燥烈，能去除阴霾湿邪，而助脾胃正气，为湿困脾阳、倦怠无力、饮食不甘、舌苔浊垢者最捷之药”。

藿香还是我们最常见的——藿香正气水的主要成分。

对于很多人来说，藿香正气水是夏季的常备药物。人们在长夏

出门之时，尤其是从事高温工作的人经常会随身携带一点儿藿香正气水以备不时之需。有的人喜欢在夏季出游，如果外出时遇到水土不服，出现消化不良、呕吐、腹泻等胃肠道不适，带一盒“藿香正气”有备无患。对于旅游时的晕车晕船，可用医用棉签蘸取藿香正气水，直接外涂肚脐，或将药液敷于肚脐内，有一定的预防作用。

藿香正气水主要成分为藿香、茯苓、大腹皮、紫苏、白芷、陈皮、桔梗、白术、厚朴（姜炙）、法半夏及甘草。藿香是排名第一的芳香化湿药。芳香的气味可化湿浊之气，醒脾健胃，发散风寒，可治疗湿浊中阻引起的呕吐；紫苏叶与白芷也是芳香的药，帮助藿香祛除外面的湿气；半夏、白术、厚朴和陈皮，帮助藿香清除里面的湿气；大腹皮和茯苓帮助清除里面的湿气，给湿气以出路，大腹皮下气行水，让湿气从大便出；茯苓健脾利湿，护脾胃的同时，让湿气从小便出；桔梗宣肺，调整人体气机，使上焦畅通，保证水气从下焦下去。

要注意的是，服用藿香正气类感冒药时，最好不要吃甜食，包括水果、饮料等。因为甜食有生湿作用，而藿香正气类感冒药是解湿的，两者作用相互抵消，药效会降低。大家服用藿香正气类药物时，可吃一些消暑利湿的食物，比如绿豆、红小豆、薏米、冬瓜、绿豆芽、小白菜、苦瓜等，加快体内湿热排出。

苍术：燥湿健脾，祛下肢之湿

苍术，又名赤术、青术、仙术，为菊科植物茅苍术或北苍术的干燥根茎。产于江苏、湖北、河南、浙江、安徽、江西等地。

苍术辛苦温燥，芳香气烈，既能内化湿浊，又能外祛风湿，为治湿要药，凡湿邪为病，无论表里上下，证情属寒属热，皆可随证配合应用。

《珍珠囊》中说，苍术“能健胃安脾，诸湿肿非此不能除”。苍术燥湿健脾，在祛湿方面应用范围很广，可以“统治三部之湿”。《药品化义》中说：“若湿在上焦，易生湿痰，以此燥湿行痰；湿在中焦，滞气作泻，以此宽中健脾；湿在下焦，足膝痿软，以此同黄柏治痿，能令足膝有力”。为什么苍术有这么大的药效呢？中医讲“取其辛散气雄，用之散邪发汗，极其畅快”。

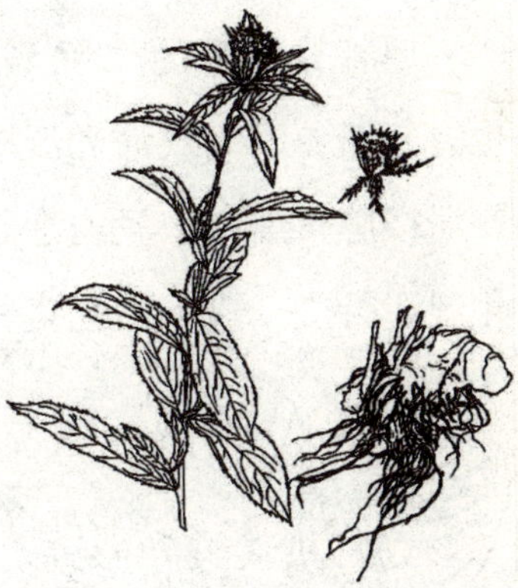

苍术尤其善于去除下肢之湿，它与黄柏配伍，组成二妙丸。二妙丸是清热燥湿之剂，方中苍术味苦辛性温，气芳香辛烈，长于燥湿健脾；黄柏苦寒，气厚沉降，功擅清热燥湿，泻火解毒。凡湿热下注所致的下肢痿软、足膝肿痛、带下、湿疹、湿疮，小便黄短，舌苔黄腻，脉象滑数，皆可用之。若症见热重于湿者，可重用黄柏；湿重于热者，则重用苍术。

苍术以个大坚实、无毛须、内有朱砂点、切开后断面起白霜者为上品。置阴凉干燥处，防潮、防蛀。要注意的是，气虚多汗者应谨慎服用，阴虚内热、出血者则须禁服。苍术与青鱼同食容易引起身体不适，故食用苍术时应避免青鱼的摄入。

这里再说白术，中医常将两者比较。苍术与白术，同具健脾燥湿作用，但苍术重在燥湿，白术重在健脾，正如《本草崇原》所言：“凡欲补脾则用白术，凡欲运脾则用苍术，欲补运相兼则相兼而用。”《玉楸药解》讲：“白术守而小走，苍术走而不守，故白术善补，苍术善行。其消食纳谷，止呕住泄亦同苍术，而汇水开郁，苍术独长。”也是同样的意思。所以，在用的时候，苍术与白术两者要注意区分。

厚朴：除满要药，能治疗寒湿

厚朴，因其木质朴而皮厚，味辛烈而色紫赤，而得名。厚朴味苦辛，性温燥，既燥湿、行气，又消积、化滞。

厚朴是著名的“除满要药”。引起“满”的原因，既有湿阻，也有气滞，因为气滞和湿阻本来就相为因果。临床无论湿阻、食阻、气滞或脾胃虚寒，凡有胀满之症，均可以厚朴除胀满，并分别配伍化湿、行气、攻下、化痰、补脾等有关药物，以加强其疗效。

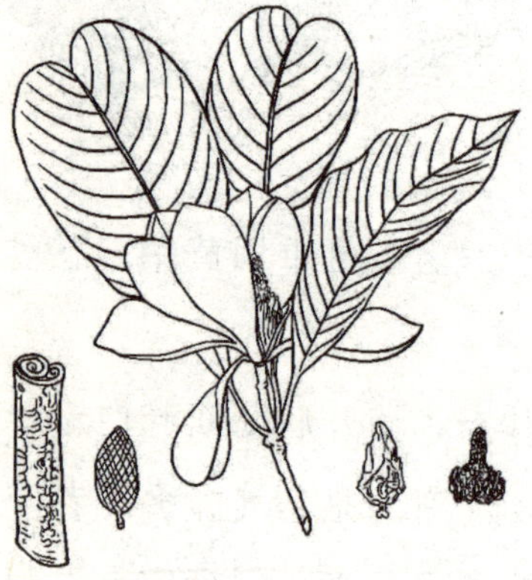

厚朴还擅长治疗寒湿，这是由于厚朴性温的缘故。《本草经疏》中讲：“厚朴气味辛温，性复大热，其功长于泄结散满，温暖脾胃，一切饮食停积，气壅暴胀，与夫冷气、逆气、积年冷气入腹，肠鸣，虚吼，痰饮吐沫，胃冷呕逆，诚为要药”。有寒湿症状的人，以厚朴配伍其他药物治疗，可达到更好的疗效。如厚朴配干姜：厚朴芳香苦温，以下气化湿除满为主；辅以干姜辛热之味，温中散寒，运脾化湿，可使脾胃枢机运转。两药相合，温中化湿以祛中焦寒湿，行气消胀以疗肠胃气滞。主治急慢性胃炎、肠炎、消化不良、妇人带下等属于寒湿气滞者。

除此之外，厚朴还可以配伍的药物有很多，可以根据不同的病情配伍，下面讲几个比较常见的配伍方。

（1）厚朴配黄芩：黄芩苦寒清热燥湿，泻火解毒；厚朴苦辛而温，性燥善散，能燥湿散满以运脾，行气导滞而除胀。两药相伍，一温一寒，辛开苦降，既清热，又化湿。主治脾胃湿热，胀满痞闷，苔垢黄腻等症。

（2）厚朴配黄连：厚朴、黄连皆入中焦，功能燥湿化浊。黄连苦寒，寒清苦降，直折内火；厚朴辛温，辛开温散，行气降气。两药合用。一以清热燥湿，一以行气化湿，脾湿开火降，清气得升而浊气得降，中焦气机得以调畅。主治霍乱、暑湿等湿热内蕴所致的胸脘痞闷、胃果泛恶、呕吐下利等。

（3）厚朴配泽泻：厚朴性燥善散，功能燥湿散满以运脾，行气导滞而除胀；泽泻性寒味甘，功能利水渗湿，善治小便不利，水湿肿满等症。两药合用，一散一利，畅气机而通水道，行气与利水相结合，脾利水渗湿之功显。主治湿邪困脾，或脾虚水停，气机不利之证。

茯苓：利水渗湿，滋补之上品

茯苓为多孔菌科寄生植物茯苓的菌核。它呈球形、扁圆形或不规则的块状，大小不一，重量由数两至十斤以上。表面黑褐色或棕褐色，外皮薄而粗糙，有明显隆起的皱纹，常附有泥土。体重，质坚硬，不易破开，断面不平坦，呈颗粒状或粉状，外层淡棕色或淡红色，内层全部为白色，少数为淡棕色，细腻，并可见裂隙或棕色松根与白色绒状块片镶嵌在中间。无气味，嚼之粘牙。

茯苓味甘、淡，性平，归心、肺、脾、肾经。功能利水渗湿，健脾宁心。常用于水肿尿少，痰饮眩悸，脾虚食少，便溏泄泻，心神不安，惊悸失眠等症。其药性平和，不伤正气，内而脏腑，外而肌肤，出现水湿痰饮为患，症候无论寒热虚实，皆可随症使用，但多用于偏寒偏虚者。

茯苓还是滋补的上品。《神农本草经》中称“茯苓久服安魂养神，不饥延年”。中医认为茯苓有消除百病，使机体润泽强健的作用，久服则能使人面若童颜，延年耐老，所以古人称服食茯苓为神仙度世法，有“仙家食品”之称。明代中医药学家李时珍在《本草纲目》中称茯苓是由“松之神灵之气，伏结而成”，故有滋补功效，久服令人延年耐老，面若童颜。

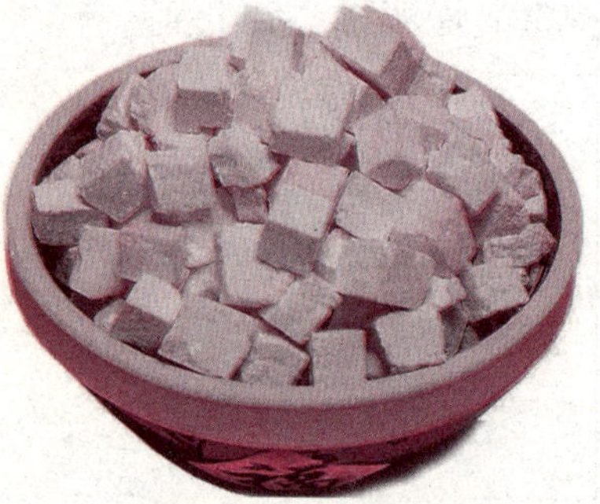

茯苓可与多种药物配伍，有不同的疗效。

治疗脾虚泄泻，消化不良时，茯苓常与人参、白术、山药、薏苡仁等配伍同用，如参苓白术散为临床常用方。

治疗湿热，小便不利、水肿，常与猪苓、泽泻、白术、桂枝等配伍，如五苓散、四苓散等。治疗阴虚水肿，在以上基础上加干姜、附子等温阳药；如气虚湿重水肿，在以上基础上加黄芪、防己。

治疗痰饮内停于胃，呕吐清水，配白术、桂枝；如痰饮在肺，咳嗽痰多，茯苓常与半夏、陈皮配伍。如果是痰饮所导致的眩晕，则用茯苓配伍白术、天麻等。

对心悸、失眠，针对心脾两虚，气血不足所致者，用茯苓配黄芪、当归、远志等组成归脾汤，益心脾而宁心安神。

泽泻：长于行水，配伍其他药效果更佳

泽泻为泽泻科多年生植物泽泻的块茎。味甘、淡，性寒。入肾与膀胱经。

中医里讲，泽泻之功，长于行水。泽泻具有利湿行水，祛痰泻火的功能，主治膀胱湿火，消渴，水肿胀满，呕吐，泄泻痢疾，小便淋沥，耳不聪，头目眩晕，脚气肿胀疼痛，妊娠遍身肿满等。

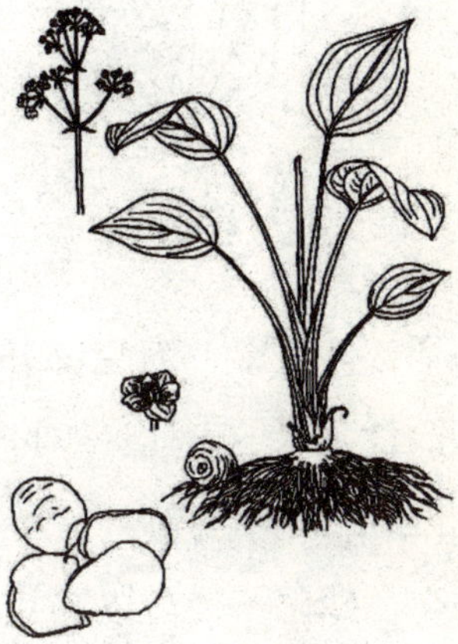

李时珍说："泽泻气平，味甘而淡。淡能渗泄，气味俱薄，所以利水而泄下。脾胃有湿热，则头蛊而目昏耳鸣。泽泻渗去其湿，则热亦随去，而土气得令，清气上行，天气明爽，故泽泻有养五脏、益气力、治头旋、聪明耳目之功。"虽然泽泻有这么好的功效，但也不能长期服用。"若久服，则降令太过，清气不升，真阴潜耗。安得不目昏耶?"所以，不管是多么好的东西，都不能过量，长期食用，过犹不及，否则会达到相反的效果。

也有中医用茯苓配伍泽泻，取其泻膀胱之邪气，非引接也。古人用补药必兼揭邪，邪去则补药得力，一辟一阖，此乃玄妙。

砂仁：化湿行气，是开胃醒脾之要药

砂仁是热带和亚热带姜科植物阳春砂或缩砂的成熟果实，是中医常用的一味芳香性药材。主要含龙脑、樟脑等挥发油成分。

砂仁味辛，性温。归脾、胃、肾经。中医认为，砂仁主要作用于脾、胃和肾，是开脾胃的要药。它能够化湿行气、和胃醒脾、温中止呕。其气味芳香，香气可入脾，和中气。砂仁对于腹胀、胸脘胀满、脾虚胃寒、胎动不安、呕吐泄泻等有治疗作用。

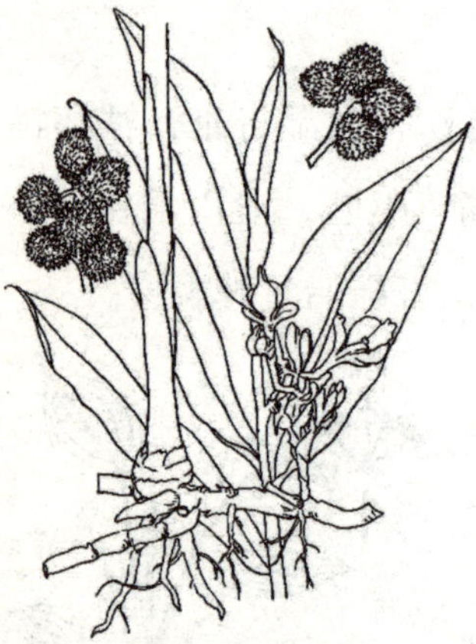

砂仁的最早记载见于唐代《药性论》，称为缩砂蜜。砂仁的药用历史记载达1300多年，至今砂仁仍广泛应用于临床。砂仁主要生长在南方炎热潮湿的环境中，天然具备了抵御湿邪的能力。中医认为，胃喜温润而忌寒湿，一旦胃有湿滞，食物难以消化和进入大肠，就会在胃里生浊气而造成不适。砂仁气味芳香，性温味辛，善化湿，为醒脾开胃之佳品，用于湿阻中焦，脾胃虚弱之不思饮食，胃纳不佳，呕吐不止，有良好的疗效。古代文献中有记载砂仁可以化消骨鲠。

砂仁不仅可以药用，还是调味品，具有去膻、除腥、增香等作用。一碟鱼肉，放上一粒或半粒砂仁清蒸，芳香之味漫溢。此外民间还把它当作调胃、养胃、助消化的保健食物，用来煲汤、炖肉、煮粥，甚至当零食，如用砂仁制作的春砂肉、春砂鸡、砂仁肚条、砂仁米粥等，清香可口，开胃醒脾。

巧用中药方，让湿毒无处藏

山精丸燥湿健脾，化痰和阴

组成 苍术、黑桑葚各1000克，枸杞子、地骨皮各500克。

用法▶先将桑葚取汁浸苍术晒干，后再浸再晒，依法9次，后与余药为末，炼蜜为丸，如梧桐子大。每服100丸，温开水送下。亦可作汤剂水煎服，各药用量按常规剂量酌定。

功效▶燥湿健脾，化痰和阴。主治湿痰内阻，身重而软，倦怠困弱者。

方解▶方以苍术燥湿健脾，湿去脾运，则痰生无源。但苍术辛燥有余，恐伤阴变生它证，故配以甘寒之地骨皮，伍以和阴补元之桑葚子、枸杞子，制苍术温燥之弊。全方温而不燥，去湿而不伤阴。

八正散清热泻火，利水通淋

组成▶木通、甘草各6克，瞿麦、车前子、萹蓄各10克，山栀、制大黄各9克，滑石3克。

用法▶水煎服。

功效▶清热泻火，利水通淋。主治湿热下注。热淋，石淋，小便淋漓不畅，频数涩痛，小腹急满，甚则癃闭不通，口燥咽干渴欲冷饮，舌红苔黄腻，脉滑数等。

方解▶本方所治证为湿热蕴于下焦所致。湿热下注，结于膀胱，水道不利，尿频涩痛，淋漓不畅，甚则癃闭不通，小腹胀满；邪热内蕴，口干咽燥，舌红苔黄脉数。治宜清热通淋。

方中用木通、车前子清热利湿为主药。配滑石、甘草、萹蓄、瞿麦以增强清热利湿、通淋作用，伍以栀子清泻三焦湿热，大黄泄热降火，甘草调和诸药。

五辟瘟丹化湿辟浊，降逆止泻

组成▶茅术500克，台乌药、黄连、羌活、白术各250克，川芎、草乌、细辛、紫草、独活、防风、甘草、蒿本、白芷、香附、荆芥、天麻、官桂、甘松、干姜、山奈、麻黄、牙皂、麝香、芍药各125克。

用法 共为细末，红枣肉为丸。每服6~9克，日服2次。

功效 化湿辟浊，降逆止泻。主治湿浊中阻，或中暑发痧，恶寒发热，恶心胸闷，腹痛吐泻，神志不清。

方解 方以羌活、防风、独活、荆芥、细辛、藁本、白芷、天麻、麻黄等祛风散寒；以茅术、白术、官桂、干姜、甘松等温中燥湿；麝香、牙皂辟秽开窍。合而成方，共奏发散、辟秽、燥湿、和中之功。

五苓散利水渗湿，温阳化气

组成 泽泻15克，猪苓、茯苓、桂枝、白术各9克。

用法 水煎服。

功效 利水渗湿，温阳化气。主治阳气不化，水湿内停。症见口渴欲饮，水入即吐，小便不利，水肿，腹泻等。

方解 脾不输布津液而水湿停留，膀胱气化不利而尿少，水肿；气不化津，水津不布，故烦渴欲饮；水气内停，饮入之水，不得输布，故水入即吐。法当利水，兼以健脾、温阳化气。

方中重用泽泻利水渗湿，为君药。茯苓、猪苓之淡渗，增强泽泻利水之功，白术健脾化湿，共为臣药。佐以桂枝温阳助膀胱气化。本方去桂枝名四苓汤，渗湿利水，主治内伤饮食有湿。小便不利，大便泄泻。本方加茵陈蒿名茵陈五苓散，利湿褪黄。主治湿热黄胆，湿重于热，小便不利者。

茵陈蒿汤清热利湿

组成 茵陈蒿18克，栀子9克，大黄6克。

用法 水煎服。

功效 清热利湿退黄。主治湿热黄疸。一身面目俱黄，黄色鲜明，发热，头汗出，身无汗，口中渴，腹微满，小便短赤，舌苔黄腻，脉滑数或沉实者。

方解 本方为治湿热黄疸之主方。方中重用茵陈为君药，以其善能清热利湿退黄，为黄疸之主药。臣以栀子清热降火，通利三焦，引湿热自小便而出。佐以大黄泻热逐瘀，通利大便，导瘀热由大便而下。三药合用，能泻肝胆，利三焦，通腑浊，使湿从二便分消，黄疸诸症自愈。

六和汤和中祛暑，健脾除湿

组成 人参、厚朴、砂仁各6克，白术、赤茯苓、藿香、杏仁、扁豆、半夏各9克，炙甘草3克，木瓜4.5克。

用法 加姜、枣适量，水煎服。

功效 和中祛暑，健脾除湿。主治外感暑湿、内伤生冷，寒热头痛，胸膈满闷，脘腹胀痛，恶心呕吐，肠鸣腹泻，舌苔白腻。

方解 本方用人参、白术、茯苓、甘草补气健脾；藿香、砂仁化浊醒脾；半夏、厚朴、杏仁辛开苦降，燥湿运脾；扁豆健脾祛暑，木瓜除湿而抑肝木。诸药合用，健脾除湿，升清降浊，共奏和中祛暑之效。

羌活独活汤祛风胜湿

组成 羌活、独活各6克，藁本、防风、甘草（炙）、川芎各

4 克，蔓荆子 2 克。

用法 水煎服。

功效 祛风胜湿。主治风湿在表。症见头身重痛，或不能转侧，恶寒发热。舌苔白，脉浮。

方解 汗出当风，或久处潮湿，致风湿留着肌表。风湿相搏，郁于肌腠，营卫受阻，则见头身重着，或不能转侧，恶寒发热等症。邪中于表，当从表解，使风湿之邪随汗出而解，法当祛风胜湿。

方中羌活能祛上半身风湿，独活能散下半身之风湿，二药共用散周身风湿，舒利关节而通痹，为君药。防风、藁本发汗止痛祛肌表风湿共为臣药。川芎活血祛风止痛，合蔓荆子散在上的风湿而止头痛，共为佐药。炙甘草调和诸药为使药。诸药合用共奏发汗祛湿止痛之效。

小活络丹温经逐瘀，搜风祛湿

组成 制川乌、制草乌、地龙、制天南星各 180 克，乳香、没药各 66 克。

用法 制成蜜丸，每丸 3 克，每服 1 丸。

功效 温经逐瘀，搜风祛湿。主治风寒湿痹。症见肢体筋脉麻木拘挛、疼痛，屈伸不利，或疼痛游走不定。亦治中风手足不仁，日久不愈者。

方解 瘀血湿痰，或风寒湿邪留阻经络，致使气血不能宣通，营卫失其流畅，以致肢体麻木，筋脉拘挛，关节屈伸不利、疼痛等症。法当温经逐瘀，搜风祛湿，化痰通络。

川乌、草乌温经活络，散络中风寒湿邪，为本方君药。制南星燥湿活络，助君药以祛络中之痰，并能祛风，为臣药。乳香、没药行气止痛活血，以化络中之瘀血为佐药。地龙通经活络，陈酒以助药势，引导诸药直达病所为使药。诸药合用，共奏祛风寒，化痰湿，散瘀止痛之效。

苦参乌蛇汤清热利湿

组成 苦参9克，乌蛇20克。

用法 水煎服。婴儿减量2/3。

功效 清热，利湿，祛风。主治湿疹。

方解 中药苦参、马齿苋等具有降低毛细血管通透性作用，能减少炎症渗出，用治湿疹有效。本方结合辨证复方治疗，故疗效较好。泛发性湿疹以内治为主，局限性湿疹以外治为主。若注意内外兼治，疗效还可提高。

独活寄生汤祛风湿

组成 独活、秦艽、当归、杜仲、牛膝、党参、茯苓各30克，白芍、防风各25克，桂心、川芎各15克，熟地、桑寄生各45克，细辛6克，甘草20克。

用法 水煎服，或共为末，开水冲调服用。

功效 祛风湿，止痹痛，益肝肾，补气血。

方解 风寒湿痹，经久不愈，入里滞留于筋骨肌肉之间，使得肝肾两虚，气血不足，畏寒喜温。故方中重用独活、桑寄生祛风除湿、通经活络为主药；当归、白芍、川芎养血和营，熟地、杜仲、牛膝强肝肾、壮筋骨，党参、茯苓、甘草补气健脾，同为辅助药，可使气血旺盛，兼扶正祛邪、驱风除湿功能；细辛、桂心暖肾经搜风散寒，再配伍防风、秦艽解除肌肤周身风寒湿邪为佐药，共奏祛风湿、止痹痛、益肝肾、补气血之功效。

藿香正气散散寒化湿

组成 藿香、紫苏、白芷、大腹、茯苓各30克，白术、半夏曲、陈皮（去白）、厚朴（姜汁炙）、苦桔梗各60克，炙甘草75克。

用法 共为末，生姜、大枣煎水冲调。

功能 解表化湿、理气和中。主治外感风寒，内伤湿滞。

方解 外感风寒，内伤湿滞，治宜外散风寒，内化湿浊，兼以和中理气。方中藿香辛散风寒，化浊和中为主药；半夏曲燥湿降气，和胃止呕，厚朴行气化湿，宽胸除满，紫苏和白芷助藿香外散风寒，兼可芳香化湿为辅药；陈皮理气燥湿，并能和中，茯苓、白术健脾运湿，大腹皮行气利湿，桔梗宣肺利膈为佐药；甘草、生姜、大枣调脾胃而和诸药，共为使药。诸药合用，共奏散寒化湿、理气和中之效。

云茯苓炒白术方健脾化湿

组成 云茯苓、生米仁各12克，炒白术、淮山药、海螵蛸、杭白芍各10克、香白芷3克。

用法 水煎服。

功能 健脾扶土，化湿止带。

方解 主治带下色白，无臭秽，或略有腥气，绵绵不绝；或偏多，甚或劳累即下，久则伴有头晕、疲惫少力，或伴有腰酸。如月经中期带下略多无秽气者为生理性，当属例外。苔薄白，脉濡或缓。

本方以健脾化湿为主。白术健脾和中，燥湿利水，兼有益气之功；云茯苓兼补脾胃，和中益气，和水渗湿；淮山药益肾气，健脾胃，治带下，助白术、茯苓更增益气补中之力；生米仁健脾和胃，清热渗湿；海螵蛸入肝肾，具止血及赤白带下之功；白芍入肝脾，养血敛阴，止崩带；香白芷祛风胜湿，辛温略燥，治赤白带下，主要治脾虚有湿之白带。

第八章 按揉穴位，除湿清热“自身求”

阴陵泉：健脾祛湿，脾经的合穴

阴陵泉是足太阴脾经穴位。这个穴位在膝关节的内侧，胫骨的上端，髁状突下面的凹陷处。取穴时，沿着小腿内侧的骨边向上推，推到推不动的地方就是这个穴位。

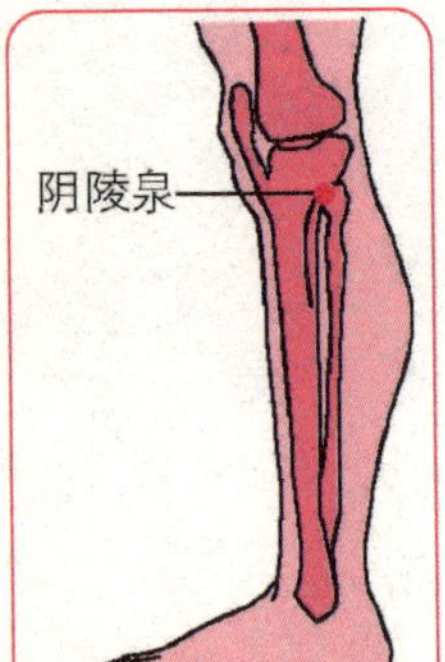

阴陵泉的名字来源于山陵阴面下面的深泉。这个穴位是脾经的合穴，且是这条经脉上不可替代的一个大穴。由于脾有运化食物、运化水液、统摄血液等多方面的作用，所以这个穴位的应用很广泛。

阴陵泉位于下肢，“水日润下”，所以此穴是全身的治水大穴。总之，阴陵泉的健脾、祛湿的效果极佳。

关于如何使用阴陵泉，不同人群有不同的使用方法。

从年龄上来说，按摩的方法适合所有年龄段的人使用，儿童尤为首选这种方法；艾灸的方法主要是适合老年人使用，对于一些阳虚体质的年轻人和儿童也可以适当地应用；刮痧的方法则主要是用于青年人，儿童和老年人一般不予应用。

从体质上来说，适合使用按摩方法的人一般是典型的脾气不足的体质，表现为少气懒言、面色萎黄、身上发沉、做事情没有精神、食欲缺乏、容易胃胀、大便偏稀、容易出汗、女性月经量多等症状；适合在这个穴位使用艾灸的方法的人一般有着典型的脾阳不足的表现，除了上述脾气不足的各种征象之外，还有怕冷、喜欢吃热东西、只要一吃凉东西就会拉肚子；适合在阴陵泉使用刮痧的方法的人一般都有典型的湿热下注的表现，包括湿疹、阴部瘙痒、前列腺炎等问题。

如果采用按摩，要注意进行按摩的时间一般为 10 分钟左右。因为阴陵泉所在的经脉是阴经，按摩时手法不要太重，以有明显酸胀感即可。如果是艾灸，艾灸的时间不要太长，一般控制在 20 分钟以内，以感觉舒服为度。而在这个穴位进行刮痧时，一般只需要穴位变红即可，不要强求刮痧。并且，如果穴位处皮肤有疤痕、破损等时，不宜使用刮痧的手法。

丰隆穴：补益脾胃，祛湿化痰

在古代，“丰隆”就是雷神，丰隆穴的作用也如雷神般神奇，它可以降下雨水，冲刷掉人体的痰湿。这里的“痰”并不是我们平时概念中的痰，而是中医里讲的“痰”。中医讲的痰湿，是体内代谢废物堆积。常吃辣的甜的，“肥甘厚腻”，会困住脾胃，湿排不出去。

《丹溪心法》中说：“脾胃受湿，沉困无力，怠惰嗜卧”。身重

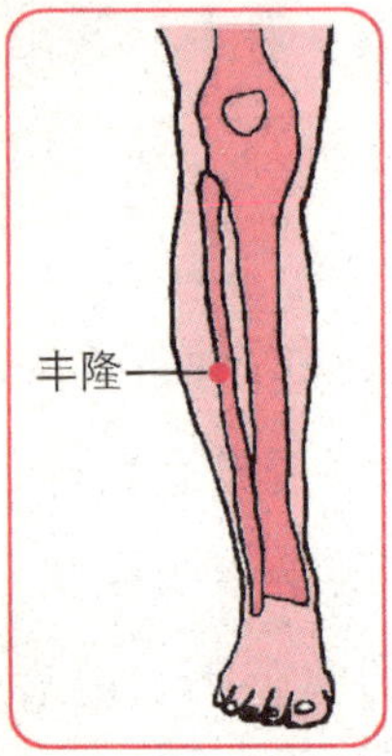

像没拧干的湿衣服，没精神，全身乏力，倦怠，气短，大便溏薄。这主要是因为脾阳不振所致。因为脾主中气，阳虚气弱，运化无力，失去了摄纳的正常机能，则会上逆而痰出。而丰隆穴是脾经和胃经的络穴，刺激它，就好像春雷响起，促使气往上走，就可以行气化瘀，祛除痰湿。

丰隆穴在哪里呢？正坐、屈膝、垂足，一手手指放于同侧腿的侧部，其中中指位于外膝眼到外踝尖连线的中点处，则中指所在位置就是该穴。丰隆穴在外踝尖上 8 寸，胫骨前缘外 2 横指处。

按摩丰隆穴时，用大拇指采用点按式按三分钟，然后沿顺时针揉十分钟，后用大拇指沿丰隆穴向下单方向搓（即只能是由丰隆穴向下，而不能是由丰隆穴向下然后由下到上这样的来回搓）十分钟即可。

承山穴：常按可消灭体内顽湿

承山穴，在小腿肚子下方正中，这里，肌肉分成“人”字形，承山穴就在人字中间。承山穴是我迄今为止发现的祛除困扰现代人健康的最大顽症——人体湿气的最好的穴位。

承山穴为什么会有这些功效呢？承山在足太阳膀胱经上，膀胱经主人体一身之阳气。承山穴一方面是全身承受压力最多的筋、骨、肉的集结之处，另一方面又是人体阳气最盛的经脉的枢纽，所以，它能通过振奋膀胱经的阳气，排出人体湿气。大多数人，只要轻轻一按他的承山穴，都会有明显的酸胀痛感，这都是因为体内有湿的缘故；而按揉承山一段时间后，我们会感觉身上微微发热，这就是膀胱经上的阳气在起作用了，身上的湿邪，正随着微微升高的体温向外逃逸。

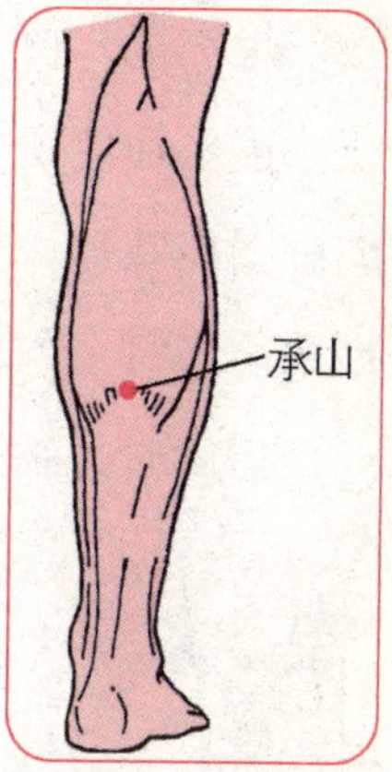

承山还有缓解疲劳的作用。顾名思义，承山就是承受一座山，山，就是我们的人体，人站着的时候，小腿肚子会紧张，承山穴位置是筋、骨、肉的一个纽结，是最直接的受力点。人体这一百来斤，全落在这一点上。山，还有一层意思，就是我们承受的压力，每个人又要承受学习、生活、工作的压力，这些压力对于一个人来说，都是无形的山，压力在身上背久了，就会使人感到累，让人疲劳不堪。这种压力，承山穴最会帮人承担，所以说，它是一个为人扶危解难的穴位，无论我们遇到多大的“山”，只要轻轻按压承山，它都会挺身而出，义务帮我们承担压力，缓解疲劳。

另外，承山穴还可用以救急。游泳的时候，一些人的小腿肚子会抽筋，这是因为人在水里感受了寒湿之邪，这时，只要赶紧揉一揉承山，抽筋的症状就会缓解或者消失。

按压承山穴，是有讲究的。如果用来发汗、治病，则按压承山穴时，可以手法加重，因为用这样的重压法来一鼓作气，才能驱除病邪。但平时我们生活中用来驱除湿气、缓解疲劳的时候，就没有必要如此了。承山穴按上去会非常的酸痛，如果手法重了，人会受不了。所以，揉按承山的时候，我们开头只能轻轻地按、轻轻地揉，以感觉到酸胀微痛为宜，慢慢地可以加重手法，千万不要把别人或自己按得剧痛难忍。谁都怕疼，在能保障效果的情况下，应该尽量把疼痛减到最小。

足三里：健脾胃第一穴，除湿少不了

足三里穴位于小腿外侧之前上部，胫腓两骨间，膝盖边际下三寸。正坐在椅子上，屈膝，脚掌放平，自然平铺地面，用本人之手虎口围住膝盖，食指放于膝下胫骨前缘，四指并扰，当中指尖着处是穴位。每个人的中指长度就是每个人自己的三寸长度。有胃病的人，犯病时，膝盖外侧会有一个穴位很疼，这就是足三里。

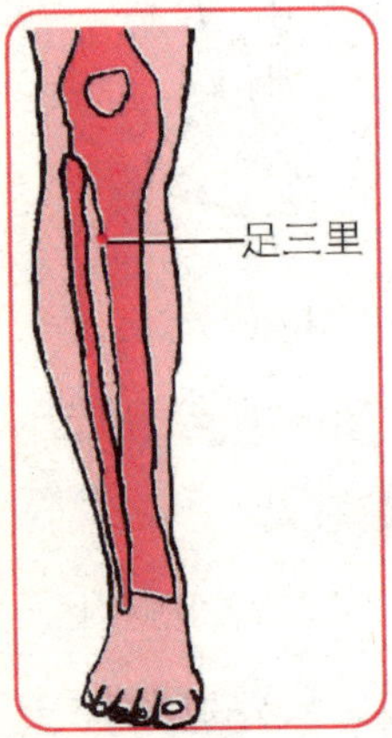

足，指穴所在部位为足部，区别于手三里穴之名也。三里，指穴内物质作用的范围有三里方圆之地，可见范围有多广。“三里”还有另一种说法。“里”通“理”，就是管理、调理的意思。足三里可以写作“足三理”，“三理”到底是哪三理呢？就是理上、理中、理下。胃处在肚腹的上部，胃胀、胃脘疼痛的时候就要“理上”，按足三里的时候要同时往上方使劲；腹部正中出现不适，就需要“理中”，只用往内按就行了；小腹在肚腹的下部，小腹上的病痛，得在按住足三里的同时往下方使劲，这叫“理下”。

足三里有生发胃气、燥化脾湿的作用。《灵枢》中说：“邪在脾胃，则病肌肉痛，阳气有余，阴气不足，则热中善饥；阳气不足，阴气有余，则寒中肠鸣腹痛。阴阳俱有余，若俱不足，则有寒有热。皆调于足三里。”可见，足三里穴具有理脾胃、调气血、主消化、补虚弱的功效，有温中散寒、健运脾阳、补中益气、宣通气机、导气下行、强壮全身的作用。

足三里是自古以来养生保健第一大要穴，备受古今养生家、医学家们的重视。"若要身体安，三里常不干"就是对足三里的赞誉了。

作为保健要穴的足三里，还有"长寿穴"之称。它是抗衰老的有效穴位，经常按摩该穴，对于抗衰老延年益寿大有裨益。

格鲁吉亚是世界上著名的长寿地区，在那里盛行着一种放血方法，即采用极为简单的工具，从腿膝的外侧（正好是足三里穴）刺入，使血滴出。每年用这种方法定期放血，一般是在体力充沛，体内毒素过剩时使用。那么为什么要这样做？一位114岁的哈拉吉亚老人回答道，他们已经习惯于这样做了，他曾祖父教导说："不这样，你就不能长寿。"

刮痧足三里时，用面刮法从近端向远端刮拭。也可用艾条做艾灸，每周艾灸足三里穴1～2次，每次灸15～20分钟，艾灸时应让艾条的温度稍高一点，使局部皮肤发红，艾条缓慢沿足三里穴上下移动，以不烧伤局部皮肤为度。

有一种简易的方法：每天用大拇指或中指按压足三里穴一次，每次每穴按压5～10分钟，每分钟按压15～20次，注意每次按压要使足三里穴有针刺一样的酸胀、发热的感觉。另外，因为小腿部皮肤较厚，力量可以适当大些。但用力时不可以憋气，否则容易引起血压上升。

曲池穴：能燥化大肠经湿热

说到曲池，可能大家很容易联想到九曲回廊，曲院风荷，一池清水。很美妙，很漂亮的一个名字。曲池穴在手肘的内侧，在两侧肘部横纹外侧，按压上去有酸重感。将手肘屈成90度，会发现有一个凹陷的地方，就像一方浅浅的水池。曲就是不直，曲池就是一个弯弯曲曲的池塘，只不过里面贮藏的不是水而是阳气。

曲池穴，又称阳泽穴，是大肠经的合穴，经气从商阳到这里，才进入一个顶峰状态，气最充足，就好像水流进大海，因为是阳经，所以这个穴也称为阳泽。曲池穴同样也是大肠经湿浊之气聚集之处，是大肠经经气最强的穴位。按压曲池穴可以转化脾土之热，燥化大肠经湿热，提供天部阳热之气。

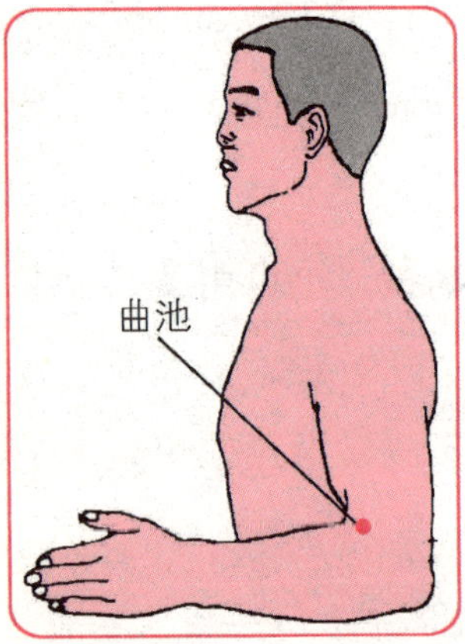

曲池的作用很多，对老年人来讲首先要记住它的降血压作用；另外，对谢顶、腕肘肩综合征等等，都有很好的疗效。有些年轻人一不注意就容易感冒，曲池也有治疗感冒的作用，另外，还可以瘦胳膊。

对于那些觉得自己手臂粗的爱美人士，可以按摩手腕至肩部的几个减肥穴位，以加速手臂血液循环。其中曲池穴就是一个非常重要的穴位，它与人体的新陈代谢密切关联，有助于人体日常排泄体内废物，瘦臂的同时还可以排毒呢。

曲池穴的按摩、艾灸方法有：

（1）左前臂屈曲成90度，放在腹前，掌心向腹，用右手拇指指端垂直按压左侧曲池穴，一压一松为1次，重复9～18次；再换左手拇指，如法按压右侧曲池穴9～18次；或者用大拇指逆时针按揉双侧曲池穴5～15分钟。

（2）用拇指顺时针方向按揉曲池穴2分钟，然后逆时针方向按揉2分钟，左右手交替，以局部感到酸胀为佳。

（3）艾灸。将姜或蒜切成如五分硬币厚的片，扎成多个眼，放于曲池穴处，然后用艾卷回旋灸。

中脘穴：治疗胃病的“专家”

胃的精气汇集于胸腹位，所以中脘穴是胃的募穴。中脘穴为胃经、三焦经、小肠经、任脉四条经脉的会聚穴位，所以中脘是腑会穴。正是因为中脘穴“交际广泛”，所以才能够“神通广大”，号称胃的“灵魂腧穴”，是治疗胃病的“专家”。

中脘穴健脾和胃，补中益气，有和胃气、化湿滞、理中焦、调升降的作用，主治各种胃腑疾患，尤其对缓解胃痛和治疗消化不良很有效。绝大多数的胃及十二指肠疾病，如胃及十二指肠溃疡、慢性胃炎、萎缩性胃炎、胃下垂等，都可用中脘穴来治。

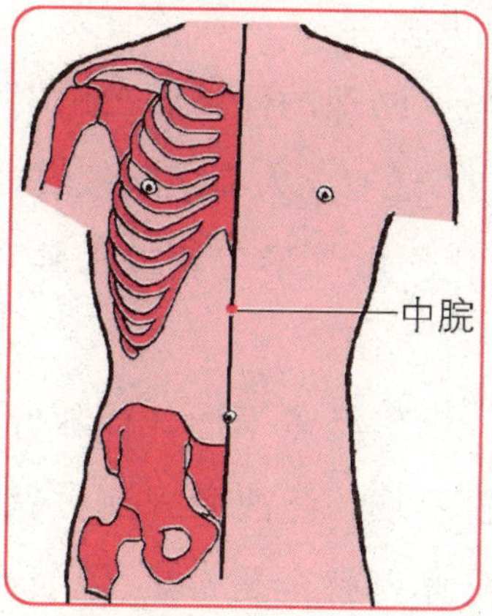

那么，中脘穴在哪呢？中脘穴位于人体前正中线，脐上 4 寸处。先找到胸骨，将胸骨向下按下去的时候会感觉到它到下面的时候没有了，在这个地方肋骨开始分叉，这里叫做剑突。从剑突的位置开始到肚脐位置，连接一条线段并取其中点，这里有个穴位就是中脘穴。找到中脘穴以后，如果有酸痛感，说明取穴正确。

有慢性胃炎的人，经常吃完东西以后会觉得胃胀。还有，有的人生气以后会觉得胃里面胀乎乎的，想打嗝又打不出来，很难受。这些情况都可以通过按摩中脘穴来治疗。

按摩的操作方法是：两手相对，每只手用两个手指，再把两个手指放到中间的胃脘部位按压，这时候中脘穴会有酸痛感。主要是酸，痛的感觉有些人可能没有，但是酸的感觉肯定会有。这样坚持按住一段时间，就会打嗝了。这就是胀气，用力点中脘穴以后，嗝就能够打出来。至于按压的力量，以自已的耐受为度。比如说疼得比较剧烈，那么就多顶一顶、按一按；如果疼得不是很剧烈，那轻轻地点揉一下就可以了。点揉中脘穴对因为情绪造成的胃胀、胃部不适有特别好的作用。

消泺穴：消除体内湿气

“消者，溶解、消耗也；泺者，水名，湖泊、浅水之意。”消泺即是消除水气的意思。另一方面还有消解灼热之意。《黄帝内经》上说：“三焦，主气所生病者”，由此可知三焦经是“有其名而无其实”，它就是平时人们所说的内分泌失调需要调理的经络。三焦不畅，水湿潴留于体内，肌肤肿胀，小便不利。还有，人在生闷气时，血液的流速就会变慢，血液中的热量就会化作湿气形生痰或水肿，按摩此穴就能除湿降浊，避免后患的形成。

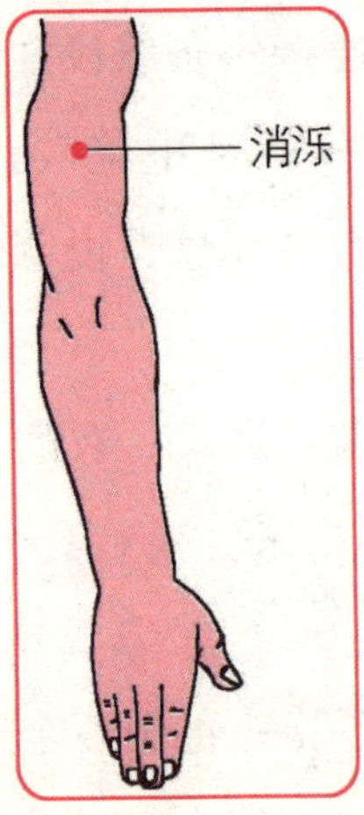

体内湿气过重的人，三焦经多不通，百脉皆堵，经络不通，气血运行不畅，汗液和尿液也就排泄不畅，久而久之，身体里就全是毒素了。我们都知道，胖人有一个特点，那就是湿重。胖人平时多喜欢吃油腻的食物，脾胃负担较重，日久则损伤脾胃的运化功能。食物不能在脾胃中运化成营养物质反而生成痰湿之邪，痰湿之邪在体内蕴结日久生热，热邪与湿邪相互搏结形成湿热之邪。

好在消泺穴一方面除水湿，另一方面能解热，非常适合胖人使用。具体方法是：先找到消泺穴，消泺穴位于人体的臂外侧，当清冷渊穴与臑会穴连线中点处。右手握拳，敲左侧消泺穴，敲上十几下，每天坚持敲10分钟，敲完一侧换另一侧。而且敲下去还能立即减轻人的饥饿感。或者揉消泺穴5分钟，每天两次。

第九章 坚持运动锻炼，杜绝生湿之源

去湿气关键在运动

现代人湿气重的一个重要原因就是缺乏运动。动脑多、体力消耗少，加上长期待在密闭、有空调的环境内，很少流汗，身体调控湿度的能力变差。因此，祛湿的根源在于动起来。

运动有利于促进血液循环。一般情况下，心脏每分钟输出约五千克血液，运动时则可达到四十多千克。长期坚持运动，能使心肌纤维逐渐增粗，提高心肌收缩力，使心脏增大、心率减慢，冠状动脉的侧支血管增多，管腔增大，血管壁弹性增强，从而改善心脏自身的血液循环，使心脏自身和整个身体的血液循环系统的功能得到提高，并保持良好的运行状态。

而血液循环加快，可促进新陈代谢，改善自主神经平衡，提高副交感神经的兴奋性，促进人体内的内分泌活动，加强皮肤及其附属器，如毛孔、汗腺、皮脂腺等冷热刺激的适应能力，从而可增强人体的防御能力和免疫能力。

从中医的角度讲，运动有助于生发阳气，促进气血循环，滋养脏腑，有助于排出体内湿气。同样，气血循环加速，也可以防止湿气进体，增强抗病能力，

所以说，运动是很好的除湿气的方法，每天坚持适量的运动，可以缓解压力、活络身体器官运作，加速湿气排到体外。可以试试跑步、健走、游泳、瑜伽、太极拳等任何“有点喘、会流汗”的运动，有助活化气血循环，增加水分代谢。

流汗，就是排湿气

很多不经常运动的朋友，偶尔做一次运动，出一身汗，之后明显会感觉身轻体健，精神状态变好，皮肤也明显改善了。

流汗，其实是排湿的表现。我们说，湿，就是水多了，瘀积体内而成“毒”，之后引发各种身体疾病。而流汗，就是排出体内湿气。通过流汗，可以达到疏通人体经脉，加速血液循环，以排出体内湿“毒”，从而达到健身防病、延年益寿的效果。

我们知道，皮肤受“湿”影响最是明显，但也是排湿见效最明显的地方。皮肤是人体最大的排毒器官，能够通过出汗等方式排出其他器官很难排出的毒素，例如痘痘、面色无华、面色油光等都是因湿毒无法从深层皮肤排出而导致的。没有流汗，湿毒也被堵在身体中出不来。

流汗还可以防病益寿。通过流汗来通经活络，活跃人体血液循环，进而达到增强全身各器官功能的目的。同时，通过流汗，提高了神经系统的活动能力，有利于五脏六腑的生理功能，亦能预防疾病的发生。

中医认为，通过流汗，可以祛除身体表面的某些病症，例如恶寒、发热、头痛等不适，因为流汗能消耗人体的热量，从而降低体温，促进血液循环，加速新陈代谢，激发自愈力，减轻症状，使人感到舒服，早日恢复健康。

那么，什么方法流汗效果好呢？其实，运动出汗，排湿最自然、效果最好。不一定要逼迫自己在寒风中受苦，在家中一样可以锻炼出汗，关键是持之以恒，最好每周至少进行一次使身体出汗的有氧运动。

当然，如果你真的没有时间，也有其他的方法帮助你流汗。

（1）在室温较高的环境中，连续喝1~2碗热粥，很快就会引出一身汗。此法具有排毒、开胃、养脾的功效。这种流汗排毒疗法安全，但要避免因出汗过多发生虚脱等不良现象。

（2）用老姜一大块（如手掌大小，要切片）、粗盐2匙，加水一大锅（至少20升），以大火先煮滚，再以小火续煮30分钟。先用一个小茶壶，将已煮好的姜汤趁热装起备用。待水温下降时可随时添加将剩下的滚烫姜汤，倒入高塑料桶或木桶，然后用冷水将水温调整到43~44℃，桶底放两个高尔夫球（圆石头也可）。坐在椅子上，双脚踩入热姜汤中，水的高度要超过小腿、接近膝盖。在泡脚的过程中，必须同时用双脚脚底踩压高尔夫球，进行脚底按摩，踩到痛处不可闪避，疼痛处才是关键处，要忍痛特意多踩压按摩。30分钟的泡脚过程中，若水温下降，必须随时添加茶壶中的热姜汤，保持43~44℃的适当温度。

泡脚过程中会大量冒汗，请勿吹风，不可开窗户，更不可吹电扇或开冷气，否则很容易着凉感冒。刚开始流汗时，汗不会有味道，大约连续泡一星期，体内湿毒会随着汗液从皮肤排出而出现汗臭，这是排毒的可喜现象，不必担心。

不管是哪种发汗排湿方法，都应先喝一杯300毫升的温开水，并准备好一杯淡盐水（粗盐3克稀释于300毫升温开水中），排汗后就要饮用，以防流汗过多导致虚脱（若有高血压或肾病、水肿者，不可以喝淡盐水，只能喝温开水）。

发汗后绝对不能立即到通风处或寒凉处，应用干毛巾将汗擦干，待无汗后再出门，以免受寒感冒。

采用任何一种发汗法，都不能使身体出汗过多。因为排汗过多，代表体液过度流失，身体顿时失衡，会发生虚脱现象，严重时甚至会使人晕倒，所以一定要适当控制流汗量，并非流得越多越好。

运动要适量，才能益肺去湿气

"健康在于运动"，这句话可谓人人皆知，但是却有一点语病，因为短短的几个字，实在太绝对化了，大众对此的第一印象就是只有运动才能健康，于是想当然地认为我越运动得多，那么就越健康了。实际上，这句话应该添两个字，就是"适量"，健康在于适量运动，方可获得健康，反之如果运动过量，必会摧毁你的健康！

运动要根据自己的身体量力而行，一般人感到全身微微出汗，湿气排除，轻松舒畅，就恰到好处了。如果感到疲劳乏力，特累，不仅无益于健康，更令你想不到的是会损害你的身体。

有的人会说，流汗就是排湿气，既然如此，运动越多，流汗越多，排除的湿气就越多了。所以，要多运动，增加运动量。其实是完全错误的，运动过量，有可能会伤及脏腑，导致身体变差，更易让湿气进体。

我们知道，运动中，呼吸的频率要比平时高，肺部在逐渐调整适应此频率。身体需要有一个适应过程，比如今天运动20分钟，肺部以及身体适应了这个运动节奏，明天就可以运动30分钟，40分钟……但如果一下子运动1小时，肺部及身体必将无法适应，反而会受伤。

从肝脏的角度来讲，肝主筋，管理着全身筋脉、关节，所以又有肝主运动一说。适量的运动可以使全身筋脉、关节活动自如，气血充足，有益肝功能的增强；过量的运动迫使身体过度劳累，超负荷运转，外在损伤筋膜、肌肉，内在就伤肝。

一次两次的运动过量可能也没什么，就怕有的人认死理，觉得只有运动才能保证健康，于是长期过量运动，使得身体常感疲劳，导致疾病常发。运动过量可使机体免疫功能受到损害，有些人热衷运动却毛病不断就是这个原因。现代医学这样解释：在剧烈运动时，体内会产生较多的肾上腺素和皮质醇等激素，当这些激素增加到一定数量时，可使免疫器官中的脾脏产生白细胞的能力大大降低，对病菌不具杀伤力。因此，体育锻炼要讲究适当，以锻炼后精神饱满、不感到疲劳为度。

那么，具体来说，爱好运动的人们又怎样来判断自己是否运动过量呢？这里有十一个现象可以预示着你不正常的运动量：

（1）肌肉持续酸痛；

（2）疲劳，精力不济；

（3）沮丧；

（4）急性伤害，例如膝盖扭伤；

（5）运动成效没有进展，甚至下滑；

（6）难以入睡；

(7) 紧张不安；

(8) 食欲缺乏；

(9) 不顾生病或受伤，仍旧进行健身；

(10) 持续出汗或大量出汗；

(11) 感冒这类小病不断，这是因为免疫系统衰弱而引发的。

如有上述表现，你就要调整自己的运动状态了。

简单的散步，就可以帮你去除湿气

在所有运动中，让身体负担最少、对身体最有好处的运动方法便是散步。散步可以保持正常的心跳频率。以一个50岁左右的中年人为例，在散步时，其脉搏数大概保持在102次左右，而这正是这个年龄段的人比较理想的脉搏数。根据美国医学界的研究，一天走13000步是最适当的运动。这个数字看起来颇大，但如果减去上、下班或购物、买菜等活动，那实际需要散步的时间，大概只要30分钟就够了。当然如果你平时活动很少，则要延长散步的时间了。散步，无须任何运动器械，也不要什么特定场地，大多数人都能做到。关键在于一个“恒”字。

有的人觉得散步流汗少，祛湿的效果是不是会差啊？不是的，散步的作用很大，在散步行走中，通过四肢自然摆动，全身关节筋骨都得到适度的运动，从而使经络疏通，气血和畅，关节灵活。通过散步，加强肺的换气功能，使呼吸变得深沉，心肺功能得到锻炼加强。散步可锻炼心肌，促进血液循环，改善冠状动脉的血液循环。散步还能促进消化腺的分泌，使胃肠道的蠕动加强，食欲增加。可见，虽然是简单的散步，却让身体的各部位都得到了锻炼，促进人体新陈代谢，有助于排除毒素和湿气。

另外，对于体质较弱，有心脏病、高血压及肥胖病而不宜进行大运动量锻炼的人来说，散步更是一种较好的锻炼方法。

散步要做到穿着适宜，宽松舒适。尤其是早晨，气温相对较低，所以要适当多穿衣，切勿穿得过于单薄而受寒。穿衣既求保暖，更求舒适，衣服太小，过分紧身，都会有碍散步行走的。此外，每日早晨散步或者步行时，应尽量选择一个空气新鲜洁净的环境。在城里，应选择车辆稀少的林荫人行道，或是林木花草茂盛的公园，或是湖泊岸边。

散步虽说是个和缓运动，但对老年人、小孩或有慢性病的患者，均要遵循循序渐进的方式，散步的时间、速度，均要由少而慢开始，逐步延长时间加快速度，以腿脚及全身感到暖和，或者舒适、微汗、微累为度。为了加大地面对脚底的刺激，宜穿软而薄底的轻便鞋。

运动要科学，好的观念是成功的一半

有的人说，体内有湿气，那就运动吧！其实，运动也是讲究科学的。日常我们常从网络、新闻中看到因运动不当导致的各种问题。运动有利于身体健康，但如果不科学的运动则会起到相反的作用。

那么，日常我们应该如何科学运动呢？

● 运动要持之以恒，不要有空的时候才运动

许多朋友的运动都不能持之以恒，总是被生活各种琐事干扰。但是，偶尔突击式的锻炼无论是从肌肉、器官、内脏的承受能力来说，还是从锻炼的效果来说，都只会起一些负面的作用，或者使肌肉拉伤，让人浑身酸痛；或者由于强度过大，使人产生疲劳感。

我们不能等到有空时才运动，应该把每天的运动计划制定下来，然后像我们上班一样按时按量地去执行。体育锻炼贵在坚持，每天拿出一部分时间，对身体各个部位做针对性练习，久而久之，你身体的协调性、心肺功能、新陈代谢都会得到增强，从而达到延年益寿的功效。

● 坚持有氧运动，不要过量运动

很多朋友在日常锻炼中都会犯这样的错误，心情好的时候运动，或者有目的的运动时，如排湿气，就特别卖力和起劲，不到身体感到疲惫时不停止运动。这种过量的剧烈的运动对于身体伤害非常大。同样，运动时间过短，也无法达到锻炼的效果。一般来说，任何一项锻炼没有超过 20 分钟的话，根本无法达到锻炼的目的。正确的做法是，改变错误习惯，开始让自己真正运动起来。我们提倡有氧运动，任何一项体育锻炼项目至少要超过 2 分钟，才算是有氧运动。

● 定时补充水分，不要等口渴的时候才喝水

在运动过程中，最好用保温瓶准备好水，定时补充水分。在口渴时咕咚咕咚大灌一气，或者在口干舌燥坚持忍着不喝水，这样的做法都是不对的。当你感觉特别口渴时，说明你的身体已经长时间缺水了：所以在运动过程中，即使不口渴也要适当补水，以防身体缺水。正确的补水方法是：口里含一些水，缓慢咽下；每次补水不宜太多，可以少量多次地喝，水不要太凉。

运动前和运动后更要注意

我们都知道，运动很重要，运动有很多好处。但是，你可能忽

视了运动前的准备工作和运动后的注意事项，这些也同样重要。

● 运动前要进行充分的热身运动

有的人在进行运动前没有做准备活动的习惯，认为准备活动没有什么意义。这种做法是不可取的。在运动前做准备活动，就等于给了身体一个缓冲过程，更有利于身体适应后来的运动；如果运动前没有做准备活动或者准备活动过少，则身体很容易疲劳，肌肉也比较容易拉伤，易造成肌肉酸痛等不良问题的出现。

在进行运动前，可以先慢走几分钟。如果是进行慢跑运动，应该再做些压腿运动，拉伸腿部肌肉，这样在跑步过程中就会减少对肌腱韧带的损伤。

● 运动后不要马上休息

运动的时候，人的心跳会加速，血液的流动会加快，肌肉和毛细血管会扩张。与此同时，身体的肌肉有节律性地收缩，这种收缩会挤压小静脉，促使血液很快流向心脏。总之，运动过程中，身体的各器官组织都处于高度紧张的状态。此时，如果马上停下来休息，身体肌肉的节律性收缩会随即停止，原来流进肌肉的大量血液，由于不能通过肌肉的收缩而流回心脏，从而导致血压降低。血压降低就会导致脑部暂时性缺血，结果会引起头晕眼花、心慌气短、面色苍白等症状，严重的甚至出现休克。因此，运动后一定要继续做一些小运动量的动作，直到心跳和呼吸都回归正常之后，再停下来休息比较稳妥。

● 运动后不要马上洗浴，尤其是冷水浴

运动后，身体为保持体温的恒定，体表的毛细血管会扩张，汗毛孔张大，所以排汗会较多，排汗便于身体散热。此时，洗冷水浴或热水澡都不合适。如果洗热水澡，就会继续增加皮肤内的血液流

量，如果血液过多地流进皮肤和肌肉，会引起大脑和心脏供血不足，导致头昏眼花甚至虚脱、休克。如果洗冷水浴，又会因为冷水的刺激，使血管立刻收缩，导致血循环的阻力加大，这会增加心脏的负担，还会降低机体的抵抗力，所以，运动之后，不要马上洗浴，要先休息一会儿再去洗浴。

● 运动后忌身裹湿衣

人在运动时都容易出汗，运动后都会感觉疲惫或是兴奋点还没有完全消退，不愿意将身上汗湿的衣服及时脱下换掉。其实这个习惯是不健康的，因为潮湿的衣服最易让湿气进体，引发身体的各种疾病。特别是那种让汗湿的衣服在身体上自然烘干的做法，还会引起呼吸道和消化道的许多疾病。这样做就违背了运动锻炼身体的初衷了。

● 运动后不要大量吃糖或饮酒解乏

运动后，身体消耗了很大的热量，很疲劳。很多人在运动后喜欢吃些甜食或喝些糖水，补充了能量，感觉很舒服。其实，运动后不宜大量补充糖分，因为过多的甜食会消耗体内的维生素 B_1，结果导致食欲不振、疲惫乏力，不利于体力的恢复。运动后尽量吃一些含维生素 B_1 的食品，例如蔬菜和鸡蛋。

运动后也不要饮酒解乏，因为运动后身体机能处于紧张状态，如果喝酒，身体会更快地吸收酒精成分，而酒精成分进入血液，会损害肝、胃等器官，时间长了会诱发胃炎、胃溃疡、脂肪肝、肝硬化等疾病，运动后喝啤酒，则会增加血液中的尿酸，刺激关节，诱发关节炎等。

第十章 夏季最重祛湿，防暑同时更要注意除湿

酷暑难耐切勿贪凉，防范湿邪需谨记

夏天来了，最难耐的就是酷暑。这个季节最受欢迎的就是冰激凌、冷饮了。满大街的都是冰镇饮料，你想找瓶常温水都很难。你跟人说要常温的，人家往往拿异样的眼光看你：这个季节，冰镇饮料最爽了，喝到肚子里，来个透心凉，全身都爽极了。

现在更流行一种吃法：大夏天的，吃着麻辣火锅，喝着冰镇饮料，这是夏天中最爽最开心的事……

以上这些都是夏季很平常、很普通的事情，甚至在人们的意识中已经成为常态，却是极易导致湿邪体质，损伤人体阳气的。

很多人不知道湿从何来，其实很多你平常一些坏习惯，就会导致湿的产生，只是你从没有注意到。《黄帝内经》中所说："胃中寒则腹胀，肠中寒则腹鸣飧泄。"炎热的夏天，饮食无忌，喜食生冷，和当季的气温有着明显的差别，过寒最容易伤脾胃了。另外，酷暑季节，恣意吃冷饮，会损伤体内阳气，导致脾肾阳虚，运化不足，

使体内湿气不能运化，湿气积聚，郁而成湿，久则化热，久之易导致身体出现诸多湿热症状，比如脸犯油光，容易长痘，腰腹等各种疼痛。所以说夏季千万别贪凉，避免湿邪久滞人体内而化火。

在这里奉劝大家：热天不要因为怕热就多贪凉，不如反其道而行之，如热天吃点姜、蒜等发热食物，反而可以除湿、杀菌。这也是为什么说“冬吃萝卜夏吃姜，不用医生开药方”了。另外，喝温的淡茶水更解渴，更保护脾胃，还能避免过冷导致湿邪伤身。

夏季饮食应以清淡和易消化吸收的食物为主，尽量避免肥甘生冷，那样反而让你的身体更加怕热，更想吃凉的食物，出现越吃越伤身，越伤身越想吃的恶劣后果。另外，如果有脾虚湿困时，应健脾祛湿，可食用健脾的食物如鲫鱼、莲子、芡实、猪肚、鸭子等；祛湿食物有赤小豆、薏米、莴笋、扁豆、冬瓜等。

暑天除湿邪比防暑降温更重要

盛夏季节，天气闷热，“桑拿天”频现，稍微一动就全身是汗，人们想尽各种办法防暑降温，但很少能想到要除湿的。其实，夏季除湿，反而比防暑降温更重要，对身体健康最有利。

暑天酷热难耐的同时，雨量也较多，土地潮湿，东西都容易发霉，更何况较弱的人体呢。而且，夏季周边环境最为潮湿，也是产生湿的主要外因。如果不注意，湿邪就会侵入人体，久而久之，则会导致湿性体质。

另外，夏季，湿邪还最容易与热勾结，形成湿热体质，更难缠，更不容易治疗。

很多人有这样的经验：每到夏天，一觉醒来，第二天早上起来脸上就湿乎乎的，甚至有的满脸都是小水疱。这就是湿热体质的表现症状。

清代王孟英说：“（湿热病）既受湿，又感暑也，即是湿温。亦有湿邪久伏而化热者。”暑期虽热，却是湿气当令的时候，这是一种很伤人的外邪。又有话说：“热为天之气，湿为地之气，湿热一合，其病重而速”。这说明了在暑天，暑热勾结致病的严重性。夏季，如果不注意除湿邪，久而久之，湿热结伴，相互蒸腾，容易损伤五脏六腑，引起全身不适。人体一旦在暑夏季节遭到湿热的侵袭，则会导致湿热相蒸，青春痘、头发油腻、脱发，中暑、头昏、热痢等问题就会相继出现，甚至诱发湿疹、湿热痘疮等病症。

所以，夏季生活中尤其要注意防范外湿。不要居住在潮湿的房子里，被褥卧具要勤晒，不要穿湿衣，还要注意不要坐在露天的木头上。中医有句俗语叫作“夏不坐木”，这是因为夏天气温高、湿度大，久置露天的木质椅凳，由于露打雨淋，含水分较多，虽然表面看上去是干燥的，但经太阳一晒，便会向外散发潮气，在上面坐久了，会诱发皮肤病、痔疮、风湿和关节炎等。

合理使用空调，以防外湿入体

进入小暑之后的夏季，就如同附赠了免费的桑拿，有人说夏天的“湿蒸”比塔克拉玛干沙漠的“干晒”更让人抓狂，这也是非常形象的说法。

很多体质不好的人，在这种免费桑拿天里实在难过得“生不如死”，空调似乎救了他们一命，让酷暑夏季得以一片酷爽。很多人甚至夏季没有空调就活不了。虽然有些夸张，但是也说明空调在夏季使用得多么普遍和频率有多么高了。

其实，夏季频繁使用空调，是人体很多毛病的根源。

夏季，人体血液循环会加快，会自动靠出汗来散热，同时带走体内废物，也就是常说的自然排毒。但很多人天一热就待在空调房里，甚至还将室温调到20℃以下，这样下去，时间久了，身体各种毛病就出来了。以前，夏天是医院的淡季，现在却是四季皆旺，人们排队给医院送钱。

从中医的角度来讲，夏季经常吹空调其实是加重了湿的侵入，在凉爽的空调房里，汗液挥发不出来而瘀积在体内，化为湿，体内的湿邪越堆越多，身体的抵抗力越来越差，越来越爱生病。

而且，夏天的体内产生的湿会在冬季里加倍偿还，这些人在夏季里享受到的片刻舒适，各种痛证和肿胀阻滞会接踵而来。记住："湿"是跟着"寒"而来的，把寒挡住，也就扼住了"湿"。

所以，我们日常一定要合理利用空调，不要一直待在空调房里。最好把门窗关上，空调开一两个小时，室内温度降下来后，再把空调关上，不仅有利于健康，还节能环保。尤其注意不要夜间睡觉时一直开着空调，很容易受风，受寒。

另外，从饮食方面还要注意防范内湿。根据历代医家的经验，赤小豆、薏米、绿豆、白扁豆、丝瓜、苦瓜、冬瓜等都是暑天防暑、除湿的重要保健食品。可以将这些食材煮成汤、粥，或炒制成美味菜肴，经常吃一点，对防暑和除湿有益。

夏季雨天虽舒爽，不要疏忽防范湿邪

夏季又被人们称为"雨季"，大抵是因为夏季的天气捉摸不定，常常在前一秒钟还晴空万里、烈日当头，下一秒钟就乌云滚滚、大雨倾盆。很多年轻人并不把淋雨当回事，雨一停还继续穿着湿漉漉的衣服东奔西走。甚至很多人盼着下雨，雨天是制造浪漫的时机。雨天也能冲掉些许夏季的炎热，带来一丝清凉。

同样，夏季阴雨天也是最容易染上湿邪的时候。家中的老人会很有经验，他们看到自己家孩子穿着湿衣服回了家，都会赶紧给他们拿干衣服换下，还会叮嘱他们要吹干头发。这其中蕴含着保健养生的道理，就是防范湿邪侵体，引发大火。

中医认为风、寒、暑、湿、燥、火是造成我们人体阴阳失衡，“内火丛生”的六种“邪气”。老人经常告诉我们“头发湿着睡觉就会头痛”的说法，就是“湿邪侵体”“引发大火”的恶果！

夏季人们最常发生“湿邪侵体”、“引火上身”！夏季的多雨是其中占据比例最多的一个因素。夏季雨天，空气里的湿气最多，而人们因为夏天的闷热，好不容易等来一场雨的这种欢喜，往往忽视了。有些人因为夏季闷热，晚上即便刚下过雨或正在下雨也必须要开着窗才能睡得着。殊不知，在进入梦乡的时候，可恶的“湿邪”早已从敞开的窗户“蹑手蹑脚”地“钻”进了你的身体，明天一早醒来，你就会发觉自己周身微微发凉、四肢无力、肌肉酸痛、大便溏泄！

所以，夏季阴雨天更要注重防湿。在阴雨季节，如果淋了雨，要及时擦干身体、头发上的水汽，换上干爽的衣服，淋雨后最好能洗个热水澡，或者喝碗姜糖水。下雨天，尽量把门窗关好，以免室内潮湿。

长夏防湿淡补好，不怕“苦夏”来烦扰

很多人有“苦夏”的烦恼：一到夏天，便患上了“相思病”，整天茶饭不思，不吃也不饿；浑身无力，疲倦赶也赶不去；睡觉睡不着，好不容易睡着了，天不亮就又醒了。还时不时发着点儿小低烧，仿佛中了邪一样……过了夏天，立马儿恢复常态，不过上称一看，足足轻了5公斤！

虽浑身不得劲儿，日渐消瘦，却不是什么大病，仅仅是因身体对夏天不适应所致。原因就是气候炎热，维生素B、钾、镁等营养元素因出汗流失导致相对缺乏。体内有湿气，本来气和血就不够用，平日还好，可到了夏天，新陈代谢加快，这些就显露出来，使身体感到不舒服。其实，苦夏无非是身体对你发出的一种呐喊，告诉你需要祛湿，调理身体了。

中医有“长夏防湿要淡补”的说法，饮食应以清热祛湿、健脾和中为主。元代养生家认为：“温暖，不令大饱，时时进之……其于肥腻当戒”。中医认为，湿为阴邪，易伤阳气。因为脾喜燥而恶湿，所以，长夏季节湿邪最易伤脾，一旦脾阳为湿邪所遏，则可导致脾气不能正常运化而气机不畅，可见脘腹胀满、食欲缺乏、大便稀溏、四肢不温、口甜苔腻、脉濡等症。

中医学认为，淡味食物有利水渗湿的作用，所以夏季饮食应多吃些清淡的食物。同时，由于人们平时喜欢吃甜食而不喜欢吃苦味，往往导致营养过剩，若能在夏天吃些带苦味的食物，便可以帮助身体发散阳气，使体内的湿气蒸发，裨益健康。因此，长夏季节最好少吃油腻食物，多吃清淡易于消化的食物。

长夏除了要防湿淡补之外，还要及时补充水分。夏季气温高，人体丢失的水分多，须及时补充。蔬菜中的水分，是经过多层生物膜过滤的天然、洁净、营养且具有生物活性的水。瓜类蔬菜含水量都在90%以上，所有瓜类蔬菜都具有降低血压、保护血管的作用。总之，根据祖国医学“春夏养阳”的原则，长夏防湿的关键在于要保养人体阳气。只有阳气充足，湿邪才不易侵犯。

湿生长夏，运动最祛湿

长夏的时候，湿气重，湿气太重会使人困倦、身体四肢沉重、没有食欲、手脚冰冷、皮肤起疹等，怎么办？动能生阳，一个最简单的办法就是多运动。

从中医而言，湿为长夏的主气。长夏季节天气很热、雨水很多、气候潮湿，是一年中湿气最重的季节，这时候的风水就不好。湿气太重就会伤人致病，引起体内的不适。佩蓝、石菖及艾叶等都是一些芳香、发汗及苦温的药材，是祛湿的法宝。在气候回暖、雨水很多、湿气很重、细菌病毒好发的五月，家家户户门口挂把佩蓝、石菖及艾叶，取下后用来沐浴，就是取其消毒空气、减轻湿邪之作用。

现在，我们生活在城市中，我们的身边有很多人不仅仅在长夏季节会感受湿邪，有人因体质、疾病或少动、多吃、熬夜、压力大等不良生活习惯，造成肠胃消化功能受阻，体内水分调控系统失衡，水分排不出去，也会在体内形成内湿，影响健康，出现困倦、身体四肢沉重、没有食欲、手脚冰冷、皮肤起疹、脸上黏腻不舒服等问题，甚至出现肠胃炎现象。

身体是我们自己的，健康还得我们自己埋单，体湿的朋友要想真正祛除体内湿气，不能单纯地依靠走罐，还得从改善生活习惯开始做起。

（1）勤运动。因为运动可以纾解压力、活络身体器官运作，加速湿气排出体外。

（2）饮食清淡适量。肠胃系统攸关营养及水分代谢，最好的方式就是适量、均衡饮食。

（3）避开潮湿的环境。长夏多湿，是说长夏的时候外面的风水不好。其实我们可以找出很多克制它的方法。如果我们没有去理会，小病就会慢慢变成大病，让我们有可能一病不起。但是，如果我们积极对待它，大病就会慢慢变成小病，然后逐渐康复了。其实转风水、转运气就是这么简单。

第十一章 养成良好习惯，让湿邪难近身

勿酗酒，减少湿浊沉积

酒，已有几千年历史，是人类的一大创举，柴米油盐酱醋茶，酒在其上。酒，有祛寒益身之功效，是美化生活的物品，也可以治病防病。作为人类文明结晶的酒，不仅是人们的生活必需品，也是五色民族认同的名片，是人与人交往、沟通的最好抓手。但现在的酒桌文化让人避之不及，尤其是职场中人，更是“酒精”考验，长此以往，对健康的损害不言而喻。所以说，酒是一把双刃剑，少量的酒是健康的朋友，过量的酒就是罪魁祸首了。

从西医的角度来讲，酒精是肝脏的“克星”，长期大量饮酒，酒精会损伤肝细胞，导致酒精肝。摄入过多，还会对记忆力、判断力及情绪反应等造成严重伤害。同样，大量饮酒对心脏和胃以及其他器官都会有所损害。过量饮酒，不管是对男性，还是女性的身体发育与健康、性功能等各方面都会有所影响。

从中医的角度来讲，酗酒伤身的重要原因是由于酒性热而有毒。

酒助湿，导致湿中发热，近于相火。所以说，饮酒是导致湿热的一个重要原因。

喝酒的人，由于酒性本身即“气热而质湿”，酒进入人体后，会伤及脾胃和肝胆。酒伤及脾脏，使其停滞而丧失调度功能，导致消化功能减弱，浊气侵入肌体，危害健康；酒伤及肝胆，影响肝胆疏泄，可成酒癖；另外，没有代谢出去的酒湿下注，还会导致酒痔……

经常喝酒的人，我们会发现他们面目发黄、口干渴，口苦口腻、舌苔厚腻，还会脘腹胀满、胃纳减退，吃什么东西都没味，吃什么都不香。长期下去，必将影响身体健康。所以，一定要注意少量饮酒或者戒酒。尤其肝脏功能不好的人，或正在患病的人不要喝酒，以免伤人身体。另外，喝酒时一定要备相应的利湿排毒的小菜，像苦瓜、拍黄瓜、拌小白菜等都很好。

少吸烟，避免湿热伤身

很多人都会吸烟，甚至有人说，不会吸烟的人，不男人。不少人烟龄长达十几年，几十年，若说让他戒烟，无异于要他的命。人们常说，烟可以提神，可以耍酷，可以增添魅力，但是对于身体来说则是很大的危害。

香烟燃烧时释放 38 种有毒化学物质，其中有害成分主要有焦油、一氧化碳、尼古丁、二噁英和刺激性烟雾等，对口腔、喉部、气管、肺部均有损害。英国牛津提德克里夫医院对 3.5 万烟民进行长达 50 年的研究得出了结论，结果显示抽烟者得肺癌、胃癌、胰腺癌、膀胱癌、肝癌、口腔癌、鼻窦癌的概率“相当高”。

另外，还有心血管疾病、糖尿病、猝死综合征、呼吸功能下降、中风等共20多种疾病都和吸烟有关。所以吸烟对人的身体危害大，一定要杜绝吸烟。

如果从中医角度来讲，吸烟伤肺，损伤人的肺气，而肺主气，主水液，肺气虚，则人的一身都不健康，五脏六腑会出现相应的疾病转化。气血易失衡，阴阳不平衡，人就易生痛，导致湿热产生也不为过。

并且烟草为草木，草木能生火。吸烟者经常有口干、口渴的感觉，烟雾因火热而生燥邪。烟雾又系秽浊之邪，古代常说吸烟即吸入火热秽浊之毒气，集火、热、燥、涩、浊、秽、毒于一体，属于复合性致病因素，伤人身体最严重，伤正气、伤五脏，且本性质热，生湿生热是必定的，所以吸烟是导致湿热的重要因素。

湿邪怕光，要健康多晒太阳

有的人一到冬天就会感到浑身没劲，四肢沉重，没有食欲，手脚冰冷，有时还会起一些小疹子。这就是经常受外湿之邪侵袭造成的。

其实，数千年前中医就提到气候环境变化对身体产生的影响，其中“湿”被视为引发及恶化疾病的关键。在正常情况下，人体对于外界温度、湿度变化有自然调节能力，但有些人因体质、疾病、不良生活习惯或者外感湿邪，如生活在气候潮湿的环境中，久居湿地，或感受雾、露之邪，或涉水淋雨，或从事水中作业等，就会造成体内水分调控系统失衡，水分排不出去，影响健康。此外，现代人少动、多吃、熬夜、压力大，也会造成肠胃消化功能受阻，水分代谢失调。

体内湿气过重，会让人觉得困倦、四肢沉重、没有食欲、手脚冰冷、皮肤起疹、脸上黏腻不舒服，甚至出现肠胃炎现象。

湿邪其实最怕的就是阳光了，所以自古以来，风水师们都非常重视日照对健康的影响。风水书中就说：何知人家有福分，三阳开泰直射中；何知人家得长寿，迎天沭日无忧愁。如果你经常感受湿邪的话，最好也多晒晒太阳，家居之所也要注意通风、朝阳。

晒太阳需要注意一些问题，适当、合理地进行日光浴，可以去除湿气，还能补充丰富的维生素 D，促进钙质的吸收。不过一定强度的日光可以使皮肤受到紫外线的损伤，导致脸上的色素、色斑增多，甚至还可能出现日光性皮炎、加重静脉曲张。所以，晒太阳不是越多越好。一般来说，冬天每日晒太阳一般不应超过 1 个小时，夏天则保持在半个小时左右即可。如果长期在室内或地下工作，晒太阳尤为重要。

晒太阳的时间最好选择在上午 7 点到 9 点，下午 4 点到 6 点，一般晒半个小时到一个小时即可。在上午 11 点到下午 3 点，是一天中温度最高的时候，建议待在阴凉场地，避免暴晒。

另外，还有一个最经济实惠又见效快的办法，就是刮痧。在患病部位和四肢关节等处刮痧，一两次之后，就会感觉轻健了很多。坚持经常刮刮痧，筋脉通了，腿脚筋骨就好，身体也自然就好了。

多食粗少食细，痰湿体质的饮食法则

“食不厌精，脍不厌细”是孔子《论语 · 乡党》中的话，但从营养学的角度分析，这句话是站不住脚的。我们不仅不能“食不厌精”，还要多食粗粮，这是预防疾病的有效手段。

尤其是对于痰湿体质的人来说，正是太多的细粮造成了体内的痰湿，要想改变体质，必须要逆向而行。

随着生活条件的改善，很多人吃着大鱼大肉、精米白面，岂不知，在你吃精白米、精白面等精细食物的同时，糖尿病、高血脂、高血压等富贵病会追随而来。所以，我们不如多换换口味，吃适量的粗粮。哪些食物称得上粗粮，你知道吗？玉米、小米、紫米、高粱、大麦、燕麦、荞麦等都属于粗粮。除了这些谷物，还有很多豆类，比如黄豆、绿豆、红豆、黑豆、芸豆、蚕豆等；另外，像红薯、土豆、山药，也属于粗粮。有些蔬菜比如芹菜、韭菜，也都富含丰富的膳食纤维。

“粗粮”吃起来粗，可营养上一点都不比细粮差。比如，荞麦含有的赖氨酸是小麦的3倍。最可贵的是荞麦粉还含有丰富的B族维生素。无论热量还是营养丰富程度，荞麦都高于小麦。再比如，小米中的胡萝卜素、维生素B含量非常高；红薯里有大量的铁和钙；豌豆、绿豆、红小豆里则有大量的氨基酸以及磷等微量元素。

适当吃粗粮有利于排便和减肥，然而，什么东西都过犹不及，吃多了也不是件好事。

吃过多的粗粮，不仅仅对消化系统不利，还有一些其他的负面影响。

因此，吃粗粮要适量、合理。粗粮和细粮搭配能更好地发挥它们的作用。有部分人不宜吃粗粮，也应该注意。不宜吃粗粮的人有：

（1）胃肠功能差的人。老人和小孩的胃肠功能较弱，太多的食物纤维会对他们的胃肠产生很大的负担。

（2）缺钙、铁等元素的人。粗粮里含有植酸和食物纤维，它们结合形成沉淀，阻碍人体对矿物质的吸收，影响肠道内矿物质的代谢平衡。

（3）患消化系统疾病的人。如果患有肝硬化合并食道静脉曲张或胃溃疡，进食大量的粗粮易引起静脉破裂出血和溃疡出血。

（4）免疫力低下的人。如果每天摄入的纤维素超过50克，会使人的蛋白质补充受阻、脂肪利用率降低，造成骨骼、心脏、血液等脏器功能的损害，降低人体的免疫能力。

肉生痰，恰当吃素可避湿邪伤肺

俗话说："鱼生火，肉生痰，萝卜白菜保平安"。这句话，对于我们防治湿热来说，是很值得注意的一句话，从字面上理解，吃了鱼和肉，一个易导致人上火，一个易让人生痰湿。而火和痰湿是防治湿热疾病需要清除的两个重要的外邪。所以非常不适合湿热体质的人，或有湿热病的人吃。但是这两种食物也是人不易缺少的营养食物，所以可以选择，但要少吃。

痰是呼吸道分泌而由口、鼻腔排出的黏液。一般人有呼吸道疾病时，痰多见。但是还有一个现象我们要注意，那就是我们没有呼吸道疾病，但当我们大吃大喝之后，也会排出痰，不过这种排出的痰，多是嗽嗓子嗽出来的。这种痰，是一种湿气，是人吃了肉或者肥甘厚腻的食物之后产生的一种湿痰。这种痰是湿气的凝聚，如果湿气凝聚排不出去的话，人就会得诸多湿病，会伤脾胃、伤肺、伤诸多脏器，甚至导致痰湿聚集体内，危害人体百骸，给人带来疾病，所以要适量吃肉。

为什么多吃肉会生痰。这要从两方面来说：

一是猪肉生津液。《本草备要》中指出："猪肉，其味隽永，食之润肠胃，生律液，丰肌体，泽皮肤，固其所也"。在《随息居饮食谱》中也指出，猪肉"补肾液，充胃汁，滋肝阴，润肌肤，利二便，止消渴"。从这些营养功效中我们得出一个结论就是猪肉补益效果不错，生津液、润脏腑，适当食用或是体质适合者是非常有益的。但是如果过多食用，就易生湿生痰伤身了。

二是吃肉生不生湿，还跟人的体质有关。阴虚之人，瘦弱之人，宜食猪肉。但大多阳气偏虚，体内有痰有湿，动作较缓，不大喜欢活动，活动时容易肢体疲乏困重的人，不易食肉。中医理论认为，不同体型的人具有不同的体质、不同的生理特点，通过适当的养生手段可以使机体处于更为平衡的状态。所以吃肉生不生痰湿还要考虑体质问题。

上面我们主要是针对猪肉来说的。很多人说，我不吃猪肉，我吃牛羊肉。这个相对于猪肉来说好一些，因为牛羊吃草，并且生湿效果没那么严重，所以可以比猪肉稍微多选择一些。但是牛羊肉多吃易上火，所以也不适宜多吃。

为了健康，为了避免湿热上身，避免吃肉过多导致湿热之邪伤肺，应该少吃肉。现在的营养学家提出中国人的平衡膳食宝塔规定人一天吃 75 克肉食，即手掌大小即可。

另外，为了避免痰湿，湿热伤身伤肺，多吃素，可以清涤身体过多的湿热和诸邪、垃圾等。另外，可以多选择五谷杂粮、蔬菜、水果、菌藻类食物，并且能够按照中国居民平衡膳食金字塔来进行选择和搭配，则更易人体健康。建议有兴趣的朋友多看看。

良好睡眠，才能赶走湿气

睡眠，在人的一生中占了三分之一的时间。在这三分之一的时间内，身体得以休息修补，将白日的疲劳、不良情绪等消除。每个人的睡眠都是非常必要的，必不可少的。人只有起居有常、合理作息，才能保养神气，使人体精力充沛，生命力旺盛。人体的阴阳应顺应自然界阴阳的变化，日出而作，日落而息。

由于现代社会的快节奏，很多人压力很大，工作量很多，晚上常常要熬夜，要知道，熬夜最伤血耗气，人体气血不足，各种外邪，如寒、湿、热等也会随之而来。经常熬夜的人往往面色无华，容易冒油光，并且身体虚弱，容易受外邪侵袭感冒、发烧。

所以，日常作息一定要规律，要保持睡眠充足。一般来说，做到早晨六七点钟起床，晚上 10 时或 11 时入睡为宜。儿童要保证 10 小时的睡眠时间，青壮年 8 小时睡眠，老年人睡眠时间可适当减少。

当然，睡眠充足并不表示要嗜睡哦！“久卧伤气”，睡眠时间过长不利于脾胃之气运达全身，身体各部分得不到充分调养，倦怠乏力成为恶性循环。所以既应当保证睡眠的充足，也要控制睡眠时间，养成早睡早起的习惯，做到四季起居有常，这样才能补足人体阳气，去除体内湿气。

想要有个好的睡眠，良好的居住睡眠环境也非常重要。所居居室最好朝阳，多接受正午阳光照射，帮助体内阳气的生发，不宜在阴暗潮湿寒冷的环境下长期生活。居住场所的宽敞明亮，居住于狭小阴暗、凌乱的房间会让人产生压抑感。保持居住环境的干燥，勤换内衣、勤洗热水澡，以利于舒展阳气，通达气机。季节交替或者昼夜温差较大的时候应适时增减衣物，以防感受湿冷而不自知，加重湿邪滞留体内。穿衣尽量保持宽松，面料以棉、麻、丝等透气散湿的天然纤维为主，这样有利于汗液蒸发，祛除体内湿气。在更换新环境时应格外注意饮食起居，提前了解当地的自然、社会环境，提前做好应对准备。

劳逸结合健脾胃，让湿邪不得而入

几千年前，中国有智慧的人就提出“劳逸结合”。劳与逸，就是人生状态的两半。有了劳，才能给逸提供物质的保证；有了逸，才能在劳时有更好的精神状态，而劳也更有意义。

其实，中医学早在2000多年前就认识到了劳逸适度对身体健康的重要性。《素问·宣明五气论》说：“久行伤筋，久立伤骨，久坐伤肉，久视伤血，久卧伤气”。通俗地说，就是人既不能太忙太累，也不能太闲太逸。只有注意劳逸结合，脾胃之气自然旺盛，才能保持健康。

如果过度劳累，则会耗伤脾胃之气，容易让湿邪趁机而入。古人早就提醒过，“劳则耗气”“劳倦伤脾”“劳役过度，则耗损元气”。过度劳累会损伤人的阳气，气血运行不畅，容易受到外邪侵袭。很多人由于工作原因不得不延长工作时间，有时甚至还要通宵加班。身体得不到合理的休息，不仅阳气受损，湿邪入体，五脏也都会受影响。

不能过劳，是不是过“逸”就好了呢？现在流行宅在家里，很多人足不出户，只是在网上写写文章。甚至饭都懒得做。这种过度的安逸，完全不参加劳动和体育锻炼的生活方式，也会使气血运行不畅，湿邪入体，伤及脾胃，出现脾胃功能呆滞，食少乏力，精神萎靡。

所以说，我们要注重劳逸结合，既不能自恃体壮过度劳累，也不能过于安逸骄纵，尤其要做到体力劳动和脑力劳动相结合。为什么呢？现代社会，科技发达，很多人脑力劳动过多，而欠缺运动锻炼。而脾主四肢，多活动四肢，可以流通气血，促进脾胃运化，改善气虚体质。当然也不能体力运动过多，过劳则气耗，在日常生活中注意避免过度体力劳动、大汗、大渴，气随津脱，耗伤脾肺之气。

气不过昏，情绪郁结要懂得释放

人生之中，难免遇到这样那样的不如意，不少人常因为一些小事而生气、抑郁于胸。生气是一种情感的发泄，是人类共有的现象。当我们心情不好，或是遇事不顺，遭到非礼对待的时候，难免会生气。但是，你知道吗？生气是百病之源，它能给身体带来很大的伤害，所以遇事还是心胸开阔比较好，不要为他人犯的错误来惩罚自己。

有的人性格温和，善于忍耐，也正是因为能忍耐，才会使气闷郁结于胸，久之损伤肝脾气机，脾失运化会加重痰湿，也会使食纳欠佳。不少人都有过心情不好就不想吃饭的经历，这因为肝属木，主疏泄，而脾属土，主运化，五行相生相克，肝木克脾土，于是心情不好会使肝气郁结，肝郁又会使脾失运化，导致水湿不利，加重痰湿。

“气不过昏”是现在很流行的一个词。意思是，不管什么事，不管是谁的错，生气不要过了黄昏，要及时放下，或者发泄出去，不要让这种坏情绪一直影响你。不良的精神情志，不但会削弱人的正气，使人易于感受邪气而发病，而且又会影响脏腑的生理功能而发病。最终陷入“因郁致病”又“因病致郁”的恶性循环。

所以，要懂得适当发泄，做做简单的家务，出去慢跑出出汗，看看书或者跟人聊聊天。可以多交一些朋友，多参加一些社交活动，让自己动起来。可适当听一些节奏强烈、轻快振奋的音乐。发泄的途径因人而异，只要不损害他人的利益、不伤害他人都可以。总之，不要让坏心情过夜，及时排遣掉，明天又是新的一天。